世界卫生组织技术报告丛书
981

U0265517

世界卫生组织
药品标准专家委员会

第47 次技术报告

世界卫生组织　编

金少鸿　宁保明　姜　红　主译

报告汇集了国际专家组的观点
并不代表世界卫生组织的决定和主张的政策

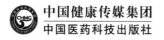

中国健康传媒集团
中国医药科技出版社

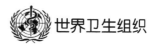

世界卫生组织

图书在版编目（CIP）数据

世界卫生组织药品标准专家委员会第 47 次技术报告／金少鸿，宁保明，姜红．译—北京：中国医药科技出版社，2022.7

（世界卫生组织技术报告丛书）

ISBN 978 - 7 - 5214 - 3126 - 1

Ⅰ.①世⋯　Ⅱ.①金⋯　②宁⋯　③姜⋯　Ⅲ.①世界卫生组织 - 药品管理 - 质量管理 - 技术报告　Ⅳ.①R954

中国版本图书馆 CIP 数据核字（2022）第 060817 号

美术编辑　陈君杞

版式设计　友全图文

出版　**中国健康传媒集团**｜中国医药科技出版社

地址　北京市海淀区文慧园北路甲 22 号

邮编　100082

电话　发行：010 - 62227427　邮购：010 - 62236938

网址　www. cmstp. com

规格　710×1000mm $^1/_{16}$

印张　11 $^1/_4$

字数　178 千字

版次　2022 年 7 月第 1 版

印次　2022 年 7 月第 1 次印刷

印刷　三河市万龙印装有限公司

经销　全国各地新华书店

书号　ISBN 978 - 7 - 5214 - 3126 - 1

定价　**65.00 元**

版权所有　盗版必究

举报电话：010 - 62228771

本社图书如存在印装质量问题请与本社联系调换

获取新书信息、投稿、为图书纠错，请扫码联系我们。

主译 金少鸿　宁保明　姜　红

译者（以姓氏笔画为序）

马仕洪	马步芳	王　琰	王　宇
王　洋	王　勇	王文晞	王立新
王亚琼	王知坚	王铁杰	冯艳春
邢以文	吕昭云	朱俐研	朱培曦
刘　阳	刘凯双	闫　研	江　坤
许明哲	阮　昊	孙　婕	孙小溪
李　军	李　进	李　艳	李煜娜
吴珊珊	余振喜	闵　春	张　航
张才煜	张斗胜	陈沫鹏	陈　雪
陈　悦	陈安东	邵　良	季　琪
金一宝	周　颖	周　建	郑　静
赵　瑜	胡　帆	洪利娅	姚　颖
姚尚辰	袁　松	袁　媛	耿　玲
顾　倩	钱建钦	倪维芳	徐小玲
殷　果	郭宁子	黄巧巧	黄逸文
崇小萌	庚莉菊	彭　涛	程　樱
程巧鸳	鲁　辉	谢育媛	强淑萍
楼永军	熊　靖		

序

1948 年第一次世界卫生大会批准建立了统一药典的专家委员会（Expert Committee on the Unification of Pharmacopoeias），1951 年更名为国际药典专家委员会（Expert Committee on the International Pharmacopoeia），1959 年再次更名为药品标准专家委员会（Expert Committee on Specifications for Pharmaceutical Preparations），该委员会最初的作用是起草和编纂《国际药典》。随着世界卫生组织（WHO）在全球疾病控制和预防方面的协调能力和影响力的不断增强，尤其是在艾滋病、SARS、禽流感、结核病、疟疾等严重威胁人类健康和安全的全球性疾病方面，更是发挥了不可替代的作用。作为成立最早的委员会之一，药品标准专家委员会的工作范围也不断扩大，涉及药品生产质量管理规范（GMP）、药品管理方面的法规性指导文件、假药和劣药的处理。另外，该专家委员会还制定了药品检验实验室质量管理规范（WHOGPCL）等大量的有关质量控制和质量保证体系方面的专门指导原则。

本人于 1996 年当选为 WHO 药品标准专家委员会委员，参加了 2001～2017 年历次专家委员会会议，从 2003 年起 WHO 药品标准专家委员会每年举行一次会议并出版相应的技术报告。从 2003 年起，我们分别翻译出版了第 36 次、第 39～46 次等 9 部 WHO 药品标准专家委员会技术报告。

2010 年 6 月 21～24 日，由世界卫生组织和国际药学联合会（FIP）联合主办，原中国药品生物制品检定所（NICPBP）（现中国食品药品检查研究院）承办的儿童用药研发培训班在京举行。参加培训的 50 名代表分别来自于中国、印度尼西亚、泰国、韩国、越南、中国香港等 6 个国家和地区的药品监管部门、制药厂商和临床研究机构。WHO 的技术报告作为培训的教材之一，受到与会代表的肯定。

2015 年，药品标准专家委员会成立 50 周年，集结成册的 WHO 药品标准专家委员会技术报告受到 WHO 的高度评价。

感谢 WHO 授权翻译出版本技术报告的中文版。

感谢中国食品药品检定研究院李波院长、张志军副院长及化药所张庆生所长、许明哲研究员等对技术报告翻译工作的大力支持。

衷心感谢给予支持和帮助的有关药品检验部门的领导和同行们。

本报告供国内药品研发、质量控制和质量保证、药品检验、药品注册和监督人员参考。

金少鸿

2019 年 3 月

专家委员会委员

Professor S. A. Bawazir, Head of Drug Sector and Vice – President, Saudi Food and Drug Authority, Riyadh, Saudi Arabia（Chairperson）

Professor T. G. Dekker, Research Institute for Industrial Pharmacy, North – West University, Potchefstroom, South AfricaMs

Ms N. M. Guerrero Rivas, Quality Assurance, Laboratory, Instituto Especializado de Análisis, Ciudad Universitaria Octavio Méndez Pereira, Panamá, Republic of Panama（Co – Chairperson）

Professor J. Hoogmartens, Leuven, Belgium

Professor S. Jin, Chief Expert for Pharmaceutical Products, National Institutes for Food and Drug Control, Beijing, People's Republic of China（Rapporteur）

Professor H. G. Kristensen, Vedbaek, Denmark

Ms G. N. Mahlangu, Director – General, Medicines Control Authority of Zimbabwe, Harare, Zimbabwe

Ms C. Munyimba – Yeta, Director, Inspectorate and Licensing, Pharmaceutical Regulatory Authority, Lusaka, Zambia（Rapporteur）

Ms L. Slamet, Deputy for Therapeutic Products, Narcotics, Psychotropic and Addictive Substance Control, National Agency of Drug and Food Control, Jakarta Pusat, Indonesia[1]

临时顾问

Professor J. B. Dressman, Director, Institute of Pharmaceutical Technology, Johann Wolfgang Goethe – University, Frankfurt am Main, Germany[1]

Ms M. Y. Low, Director, Pharmaceutical Division, Applied Sciences Group, Health Sciences Authority, Singapore

Professor A. J. Nunn, Formby, Liverpool, England

Mrs L. Paleshnuik, Arnprior, Ontario, Canada

---

1 缺席会议。

Dr S. Parra, Manager, Generic Drug Quality Division [1] , Bureau of Pharmaceutical Sciences, Therapeutic Products Directorate, Health Canada, Ottawa, Ontario, Canada

Ms M. - L. Rabouhans, Chiswick, London, England

Dr J. - L. Robert, Head of Department, Service duContrôle des Médicaments, Laboratoire National de Santé, Luxembourg

Dr A. J. van Zyl, Sea Point, South Africa

来自联合国机构的代表 [2]

United Nations Children's Fund (UNICEF)

Dr P. S. Jakobsen, Quality Assurance Specialist, UNICEF Supply Division, Copenhagen, Denmark

来自专门机构和有关组织的代表 [3]

The Global Fund to Fight AIDS, Tuberculosis and Malaria

Ms J. Daviaud, Quality Assurance Specialist, Grant Management Support, Geneva, Switzerland

来自政府间组织的代表 [4]

Council of Europe

Dr A. Lodi, Head of Laboratory Department, European Directorate for the Quality of Medicines & HealthCare, Strasbourg, France

来自非政府组织的代表 [5]

International Federation of Pharmaceutical Manufacturers and

---

1 缺席会议。

2 缺席会议: United Nations Development Programme, New York, NY, USA。

3 缺席会议: International Atomic Energy Agency, Vienna, Austria; United Nations Industrial。

4 缺席会议: European Commission, Brussels, Belgium; European Medicines Agency, London, England。

5 缺席会议: Commonwealth Pharmacists Association, London, England; European Chemical Industry Council, Brussels, Belgium。

Associations (IFPMA)

Dr G. L. France, Vice Chair, Regulatory Policy and Technical Standards (RPTS), IFPMA, and Region Head, Quality Europe, Novartis Consumer Health Services SA, Novartis Group: Quality Systems & Standards, Switzerland

Dr R. Horder, Abbott, England

International Generic Pharmaceutical Alliance (IGPA)

Dr N. Cappuccino, Chief Executive Officer, Pharmaceutical Intellectual Resource Services LLC, Lambertville, NJ, USA

International Pharmaceutical Excipients Council (IPEC)

Dr E. Krämer, Good distribution practices (GDP) Committee Chair, IPEC Europe, Brussels, Belgium

International Pharmaceutical Federation (FIP)

Dr L. Besancon, The Hague, Netherlands

International Society for Pharmaceutical Engineering (ISPE)

Dr G. L. France, Region Head, Quality Europe, Novartis Consumer Health Services SA, Novartis Group: Quality Systems & Standards, Switzerland

World Self – Medication Industry (WSMI)

Dr R. Torano, Quality Executive, Pharmacopoeial Intelligence and Advocacy, GlaxoSmithKline, England

观察员

Pharmaceutical Inspection Co – operation Scheme (PIC/S)

Dr A. Hayes, Geneva, Switzerland

药典委员会 [6]

British Pharmacopoeia Commission

Mrs M. Vallender, Editor – in – Chief, BP and Laboratory Services, London, England

Pharmacopoeia of the People's Republic of China

---

6 缺席会议: Farmacopea Argentina, Buenos Aires, Argentina; Farmacopéia Brasileria, Santa Maria RS, Brazil。

Dr P. Wang, Deputy Secretary – General, Beijing, People's Republic of China

Indonesian Pharmacopoeia Commission

Dr A. Zaini, Director for Standardization of Drug and Food Control, National Agency of Therapeutic Products and Household Healthcare, Percetakan, Indonesia

Committee of the Japanese Pharmacopoeia

Dr T. Kawanishi, Deputy Director General, National Institute of Health Sciences, Tokyo, Japan

Pharmacopoeia of the Republic of Korea

Dr I. Kim, Director, Pharmaceutical Standardization and Research Division, National Institute of Food and Drug Safety Evaluation (NIFDS), Korea Food and Drug Administration (KFDA), Chungbuk, Republic of Korea; Dr H. – S. Kim, Deputy Director, Pharmaceutical Standardization Division, National Institute of Food and Drug Safety Evaluation (NIFDS), Korea Food and Drug Administration (KFDA), Chungbuk, Republic of Korea

State Pharmacopoeia of the Russian Federation

Dr A. Mironov, General Director, Federal State Budgetary Institution Scientific Centre for Expert Evaluation of Medicinal Products (FSBI SCEMP); Dr I. V. Sakaeva, Deputy General Director, FSBI SCEMP; Dr E. I. Sakanjan, Director, Centre of Pharmacopoeia and International Cooperation, FSBI SCEMP; Dr O. N. Gubareva, Deputy Head, Department of International Cooperation, FSBI SCEMP; Dr R. A. Lavrenchuk, Research Fellow, Department of State Pharmacopoeia and Pharmacopoeia Analysis, FSBI SCEMP, Pharmacopoeia Committee, Ministry of Health, Moscow, Russian Federation

Pharmacopoeia of Ukraine

Professor O. Gryzodub, Director, Ukrainian Scientific Pharmacopoeial Centre for Quality of Medicines, Pharmacopoeia of Ukraine, Kharkov, Ukraine;

Dr M. Dmitriieva, Senior Research Officer, Head of the PTS Group, Ukrainian Scientific

Pharmacopoeial Centre for Quality of Medicines, Pharmacopoeia of Ukraine, Kharkov, Ukraine

United States Pharmacopeia

Dr Karen Russo, Vice President, Small Molecules, Documentary Standards Division, Rockville, MD, USA

来自 WHO 大区办公室的代表 [7]

WHO Secretariat

Health Systems and Services (HSS) [8]

Dr C. F. Etienne, Assistant Director – General

Essential Medicines and Health Products (HSS/EMP)

Mr C. de Joncheere, Director, Essential Medicines and Health Products (EMP)

Quality Assurance and Safety: Medicines (EMP/QSM)

Dr L. Rägo, Coordinator, Quality Assurance and Safety: Medicines (QSM)

Dr S. Kopp, Manager, Medicines Quality AssuranceProgramme, QSM (Secretary)

Dr H. Schmidt, QSM

Blood Products and RelatedBiologicals, QSM [8]

Medicines Regulatory SupportProgramme (MRS), QSM

Dr A. Prat

International Nonproprietary NamesProgramme (INN), QSM

Dr R. G. Balocco, Manager

PrequalificationProgramme, QSM

Dr J. Sabartova

Dr M. Smid

Medicines Access and Rational Use (EMP/MAR) [9]

Traditional Medicine (Health Policy, Development and Services (HDS) /TRM) [9]

Quality, Safety and Standards (Immunization, Vaccines and Biologicals (IVB) /QSS) [9]

Mr David Bramley (report writer)

Special acknowledgement and appreciation is given to Dr

7　缺席会议: Regional Office for Africa, Brazzaville, Congo; Regional Office for the Americas, Pan American Health Organization, Washington, DC, USA; Regional Office for the Eastern Mediterranean, Cairo, Egypt; Regional Office for Europe, Copenhagen, Denmark; Regional Office for South – East Asia, New Delhi, India; Regional Office for the Western Pacific, Manila, Philippines。

8　缺席会议。

9　缺席会议。

J. A. Molzon, Associate Director for International Programs, Center for Drug Evaluation and Research, US Food and Drug Administration, Silver Spring, MD, USA, who attended as observer in her function as member of the WHO Expert Advisory Panel on the International Pharmacopoeia and Pharmaceutical Preparations.

利益声明

Members of the WHO Expert Committee on Specifications for Pharmaceutical Preparations and temporary advisers reported the following:

Professor S. Bawazir, Professor T. Dekker, Ms N. Guerrero Rivas, Professor J. Hoogmartens, Professor S. Jin, Ms M. Y. Low, Ms C. Munyimba – Yeta, Dr L. Paleshnuik, Ms M. – L. Rabouhans and Dr J. – L. Robert reported no conflicts of interest.

Professor H. G. Kristensen reported that he and his wife, a former employee of Novo Nordisk, hold investment interests in the company. Professor Kristensen has provided an expert opinion and testimony as an independent expert in patent cases regarding the formulation and processing of medicines. The declaration did not conflict with the subjects of the meeting.

Ms G. N. Mahlangu reported that she would receive an out – of – pocket allowance from the Medicines Control Authority of Zimbabwe in accordance with the travel allowances schedule for sponsored travel.

Dr S. Parra reported that she is a full – time employee of a governmental organization (Canadian Ministry of Health) and, as such, is a civil servant receiving remuneration from a regulatory agency. Dr Parra works for the department that approves new medicines for the Canadian market. As an employee of Health Canada she represents her organization in international forums and was present in sessions on topics relevant to her work (i. e. evaluation of the quality part of drug applications) as a stakeholder.

Professor A. J. Nunn reported that he took part in discussions of thepaediatric hospital pharmacy practice for Rosemont Pharmaceuticals, for which he personally received payment in 2012. His research unit received a research grant in 2011 of £ 250 000 from the United Kingdom National Institute for Health Research; a research grant "GRIP" WP5 from EU FP7 for the current year of ∈ 6 million (part – consortium) ; and personal conference costs in 2011 from the European Paediatric Formulations Initiative. He is a member of the European Medicines Agency (EMA) Paediatric Committee (PDCO) and PDCO Formulation Working Party, considering formulation development for paediatric investigation parties and for guidelines (2010 ~ 2014) . Professor Nunn was not present in any Expert Committee session during which individual products were discussed.

Dr A. J. van Zyl reported that he received the fees for the current year for consulting for the United States Pharmacopeia (USP) , the Global Fund, and pharmaceutical companies. He has provided an expert opinion on good manufacturing practices (GMP) in an arbitration case for Norton Rose, Cape Town, South Africa, from August 2011 to date.

The declarations of interest were presented to the Expert Committee for information.

There were no comments from Committee members or temporary-advisers.

目录

1 前言

2012 年 10 月 9 ~ 12 日，世界卫生组织药品标准专家委员会（The WHO Expert Committee on Specifications for Pharmaceutical Preparations）在阿姆斯特丹召开会议。世界卫生组织（WHO）基本药物与健康产品司（EMP）司长 C. de Joncheere 先生致开幕词，并代表 WHO 总干事对参加第 47 次专家委员会会议的与会人员表示欢迎。他强调了药品标准专家委员会成员在 WHO 专家委员会系统中的重要性。药品标准专家委员会的工作为 WHO 药物认证项目（PQP）提供了有力的技术支撑，与其他委员会相比，PQP 项目的顺利开展有赖于药品标准专家委员的支持。他对委员会专家为 WHO 及其成员国所作出的贡献表示感谢。

药品质量保证与安全工作组协调员 L. Rägo 博士也表达了他的欢迎。他再次强调了世界各地的专家对 WHO 工作的贡献和价值。这些协作帮助 WHO 与时俱进。他特别指出，为响应世界卫生大会期间各成员国在药物质量方面关注的问题，这已经是第三次在专家委员会会议期间计划召开公开会议。由于没有成员国确认出席公开会议，因此，本次会议期间不召开公开会议。

会议选举 S. A. Bawazir 教授为主席，N. M. Guerrero Rivas 女士为共同主席，金少鸿教授和 C. Munyimba – Yeta 女士为报告起草人。

2 一般政策

2.1 药品质量保证中的重要问题

专家委员会秘书就专家委员会工作流程和一般政策进行了简短的回顾。她提醒专家委员会的各位成员，药品标准专家委员会作为最早成立的 WHO 专家委员会之一，其长期以来工作和技术报告对世界卫生组织都具有重要的意义和影响。她介绍了 2011 年 10 月举行的第 46 次专家委员会会议的技术报告，该报告已经出版。专家委员会秘书介绍了生物制品标准化专家委员会和基本药物遴选和应用专家委员会最近开展的活动，并介绍了最近出版的关于草药和辅助药物的出版物。

2.2 国际合作

2.2.1 与国际组织和机构的合作

抗艾滋病、结核病和疟疾全球基金会

向专家委员会成员简要汇报了抗艾滋病、结核病和疟疾全球基金会（GFATM，以下简称全球基金会）的工作。迄今为止，全球基金会为全球 360 万抗逆转录病毒（ARV）患者及 930 万新诊断的传染性结核病患者提供了治疗，资助了 2.6 亿抗疟药物治疗，并提供了 2.7 亿顶经杀虫剂处理的蚊帐。会议指出，需要继续协调全球基金的国际标准与各国国家标准和要求。全球基金会的采购工作遵循质量保证体系模块（MQAS）及各国和国际法原则。按照质量保证政策，全球基金会制定了严格的遴选程序，因此，采购产品的质量标准必须符合 WHO/PQP 或严格监管机构的技术要求。如果产品不能满足上述标准，可请专家审评小组（Expert Review Panel，ERP）进行审定，但必须在严格的条件下进行。全球基金会还要求各国对整个供应链进行质量监控。

全球基金会 ERP（由 EMP/QSM 主办）对产品的相关文件进行评审。迄今为止，ERP 已对 58 个抗逆转录病毒药品文件进行了风险效益评估，其中 29 个（50%）成功通过了评估；评估抗结核药品文件 219 个，其中 96 个（33%）成功通过评估；68 个抗疟疾药文件中的 22 个（32%）成功通过评估。

通过药品认证、质量控制实验室（QCLs）认证、QSM 技术支持、《国际药典》药品标准［抗逆转录病毒药物、青蒿素药物联合治疗（ACT）、抗结核和抗感染药物］以及质量保证指导原则的建立和更新，QSM 对全球基金会提供了支持。

专家委员会对全球基金会的报告表示感谢，并赞赏全球基金会在采购和供应过程中执行最高质量标准的坚定承诺。

联合国儿童基金会

联合国儿童基金会（UNICEF）在 170 多个国家开展活动。其供应部门设在丹麦哥本哈根，为 UNICEF 和合作伙伴提供包括药品在内的采购供应。UNICEF 在各国的分支机构不负责药品的采购，UNICEF 采购的 90% 的物资供给非洲和亚洲国家。

UNICEF 的药品认证同时适用于供应商和产品。UNICEF 开展的药品生产质量管理规范（GMP）检查，主要依据 WHO GMP 指导原则的要求。2007~2012 年，共进行了约 100 次 GMP 检查，

其中有 19 家公司未能通过检查。

事实上，UNICEF 提供的所有药品都是 WHO 基本药物。疫苗、人类免疫缺陷病毒（HIV）、抗疟疾和抗结核药品必须经过 WHO 的认证，并在 WHO 认证网站公示。

专家委员会感谢 UNICEF 的报告，并赞赏 UNICEF 在采购和供应过程中执行最高质量标准的坚定承诺。

2.2.2　药典协调组织

专家委员会收到一份药典协调组织（PDG）的报告，WHO 是该组织的观察员。按照现阶段的计划，在拟定协调的 35 个通则（附录）和 62 个辅料药品标准中，已完成 28 个通则和 43 个辅料标准的协调工作。PDG 组织中《美国药典》、《欧洲药典》和《日本药典》的三方代表就如何改进和加快协调进程进行了讨论，并提出了多项建议。三方代表还就辅料掺伪的检测方法进行了讨论。专家委员会已关注了该报告。

2.2.3　国际协调组织

人用药品注册技术要求国际协调组织（ICH）正在回顾其工作并制定未来的工作计划。ICH 指导委员会已同意成立一个质量头脑风暴小组，主要通过电话会议的形式为 ICH 各方提供指导。目前的计划包括指导原则和质量标准的修订，并前瞻性地考虑未来可能需要建立的新指导原则。ICH 已经计划在 ICH 区域及域外地区开展相关指导原则的培训。质量领域目前正在开展的主题如下：重金属残留（Q3D）、基因毒性杂质（M7）及关于活性药物成分（APIs）GMP（Q7）的问答文件。

专家委员会对此报告表示感谢。

2.2.4　国际药品管理机构会议

国际药品管理机构会议（ICDRA）是 WHO 成员国药品管理机构面对面讨论加强监管合作的论坛。ICDRAs 已为管理机构、WHO 和利益相关方提供了有益的指导作用，并且在国家及国际监管机构对药品、疫苗、生物制品和草药产品制定优先监管措施方面发挥着重要作用。

第 15 届 ICDRA 计划将于 2012 年 10 月 23～26 日在爱沙尼亚塔林召开，向专家委员会介绍了该会议的相关议题。专家委员会注意到 ICDRA 会议前还将召开名为"全球化时代的药品质量：聚焦活性药物成分"的预备会议,该会议由爱沙尼亚国家药品监管机构、欧洲药品质量管理局(EDQM)和WHO联合举办。

专家委员会注意到了本届ICDRA会议及预备会议的议题。

2.2.5 世界卫生大会关于建立打击假冒伪劣药品新机制的决议

专家委员会秘书介绍了创建的打击假冒伪劣(SSFFC)药品的新机制。根据SSFFC药品成员国工作小组2011年召开两次会议后提交的建议,2012年第65届世界卫生大会通过了该新机制。

根据该机制,每年至少召开一次对所有WHO成员国及区域经济一体化组织开放的会议。该机制的目标是"保护公众健康,促进获得安全、有效、质量可控、价格合理的药物,通过各成员国和秘书处的通力合作,推动防控假冒伪劣药品行动计划的合作"。新机制的首次会议将于2012年11月在阿根廷召开,会议将对组成、管理和工作计划进行讨论。

专家委员会认为可对该机制发挥支持作用。

3 质量控制——质量标准与检验方法

3.1 《国际药典》

3.1.1 第四版更新

专家委员会获悉,第四版《国际药典》的第三增补本将以CD-ROM的形式发布。专家委员会敦促尽快出版并在WHO网站公布该增补收载的药品标准。

3.1.2 附说明的工作计划

附加了说明的2011年工作计划仍然有效,并向专家委员会进行了陈述。专家对该计划提出了建议并进行了记录。

3.2 药品质量标准(含儿童用药)

3.2.1 免疫缺陷病毒(HIV)及相关病症治疗用药物

硫酸阿巴卡韦

专家委员会对硫酸阿巴卡韦标准的修订建议进行了讨论。根据2012年5月药品质量标准和质控实验室咨询会的讨论结果,秘书处将修订后的标准草案发布并征求意见。草案建议将硫酸阿巴卡韦的溶解度由"易溶于水"修改为"溶于水"。专家委员会认为溶解度不是药品质量标准的技术要求，只提供该药品的相关信息。在补充相关修订建议后，专家委员会通过了该药品标准。

阿巴卡韦口服液

根据协作质控实验室、生产企业和评审专家的反馈，以及对阿巴卡韦口服溶液药品标准中 pH 值检查的修订计划，2012 年 7 月，发布了修订草案并征求意见。专家委员会对关于放宽 pH 值范围的修订提议进行了讨论，根据反馈意见同意了该项修订。在补充相关修订建议后，专家委员会通过了该药品标准。

奈韦拉平

专家委员会就奈韦拉平、奈韦拉平口服混悬剂和奈韦拉平片药品标准的修订提案进行了讨论。应当说明的是，该品种的命名将遵循国际化学对照品（ICRS）命名法的新规则（见 4.1.6）。现行标准的复印件在标注显示修改建议后公示征求意见。在补充相关修订建议后，专家委员会通过了该药品标准。

富马酸替诺福韦酯

2009 年 10 月通过富马酸替诺福韦酯药品标准后，秘书处收到了用户关于比旋光度测定中遇到困难的反映。指定的协作实验室对此项检测进行了研究，并提出了该检查项的新判定标准。2012 年 5 月，在咨询会上对该修订草案进行了讨论，随后公布了修订后的标准草案并征求意见。在吸收反馈意见的基础上，对草案再次进行了修改。

在补充相关修订建议后，专家委员会通过了该药品标准。

3.2.2 抗结核药

环丝氨酸

《国际药典》的用户建议更改环丝氨酸有关物质测定项下的系统适用性判定标准。该药品标准的修订文本已公布并征求意见，并收到了进行进一步修订的建议。

专家委员会对环丝氨酸的修订文本进行了审议，在补充相关修订建议后，专家委员会通过了该药品标准。

环丝氨酸胶囊

同环丝氨酸一样，《国际药典》的用户建议更改环丝氨酸胶囊有关物质测定项下的系统适用性判定标准。该药品标准的修订文本已公布并征求意见，并收到了进行进一步修订的建议。

专家委员会对环丝氨酸胶囊的修订文本进行了审议，在补充相关修订建议后，专家委员会通过了该药品标准。

3.2.3 抗疟药

青蒿琥酯

2011 年，专家委员会已批准了青蒿琥酯标准的修订，并对青蒿琥酯杂质 A（青蒿醇）的立体化学信息进行了更正。在已批准变更的基础上，建议将鉴别 C 和 D 项下的检测条件与"抗疟药新基础测试"条件统一。

在补充相关修订建议后，专家委员会通过了该药品标准。

青蒿琥脂片

一位《国际药典》的用户提出，青蒿琥脂片溶出度检查项下的色谱方法有问题。协作实验室研究了该问题，建议对该药品标准进行修订并将鉴别 C 和 D 项下的检测条件与"抗疟药新基础测试"条件统一。

在补充相关修订建议后，专家委员会通过了该药品标准。

注射用青蒿琥酯

鉴于对青蒿琥酯和青蒿琥脂片药品标准的修订，亦建议对注射用青蒿琥酯药品标准进行相应的修改。

专家委员会对标准的修订方案进行了讨论，在补充相关修订建议后，专家委员会通过了该药品标准。

青蒿素

2011 年 10 月，专家委员会通过了"青蒿素作为起始物料生产抗疟疾药活性成分时的推荐质量要求"的文件，该文件还给出了青蒿素作为起始物料的质量标准。专家委员会还建议将《国际药典》的青蒿素药品标准与作为起始物料的青蒿素新标准保持一致。因此，2012 年 5 月，在咨询会上对青蒿素标准的修订草案进行了讨论，并于 2012 年 8 月发布征求意见。

专家委员会审议了该药品标准的草案，在补充修订建议后通过了该标准。应指出的是，根据某些建议的修订内容，作为起始物料的青蒿素药品标准也需要作相应的变更。因此，专家委员会要求秘书处在获得一个 WHO 协作中心的确认后，对作为起始物料的青蒿素标准也进行相应的修订，并将修订后的"青蒿素作为起始物料生产抗疟疾药活性成分时的推荐质量要求"作为本次会议报告的附录出版[1]。

青蒿素片和青蒿素胶囊

《国际药典》收载了青蒿素片和青蒿素胶囊。但是，根据WHO 疟疾治疗指导原则，自推荐使用固定剂量复方制剂以来，青蒿素及其衍生物就不再作为单一治疗药物使用。因此，建议《国际药典》删除青蒿素片和青蒿素胶囊品种。

专家委员会认为上述品种已不再符合 WHO 的政策，不应在新版《国际药典》中出现。要求秘书处寻找删除上述品种的途径，即将其从现行《国际药典》中删除，并说明删除的理由。

盐酸甲氟喹

2010 年 10 月专家委员会通过甲氟喹片标准后，就启动了甲氟喹原料药（API）标准的修订工作。在 2011 年 10 月召开的专家委员会会议和 2012 年 5 月的咨询会上，都对修订草案进行了讨论。随后根据咨询中提出的意见对该草案进行了修订，并于 2012 年 7 ~ 8 月征求意见。

在补充相关修订建议后，专家委员会通过了该药品标准。

3.2.4 抗感染药

氯唑西林

《国际药典》的用户反映无菌制剂用氯唑西林钠标准中的细菌内毒素限度高于其他药典标准。经与部分专家进行讨论后，对该标准的限度进行了修订，使之与其他药典的规定限度一致。

专家委员会对此修订表示关注。

氟康唑

在 2012 年 5 月的咨询会上，首次对氟康唑的标准草案进行了讨论，随后公示并征求意见。秘书处对收到的意见进行整理后，对该草案进行了进一步的修订。

专家委员会审核了修订后草案，关注了该标准的起草进展，并提出了进一步的修订建议。

氟康唑胶囊

2012 年 5 月的咨询会议对氟康唑胶囊标准的草案进行了讨论，随后公示并征求意见。秘书处对收到的意见进行了整理，并据此对该草案进行了进一步的修订。

专家委员会审议了草案。在了解该标准的起草进展后，提出

1　在编辑出版本报告时发现需要进行进一步的研究。

了一些进一步的修订意见。

注射用氟康唑

2012 年 5 月的咨询会议对注射用氟康唑标准的草案进行了讨论，随后公示并征求意见。秘书处对收到的意见进行了整理，并据此对该草案进行了进一步的修订。

专家委员会审议了草案。在了解该标准的起草进展后，提出了一些进一步的修订意见。

噻嘧啶口服混悬剂

在 2011 年 10 月召开的专家委员会会议以及 2012 年 5 月的咨询会上，都对噻嘧啶口服混悬剂的标准草案进行了讨论。随后将修订后的草案进行公示并征求意见。秘书处对收到的建议进行了整理。

在补充相关修订建议后，专家委员会通过了该药品标准。

复方磺胺甲噁唑甲氧苄啶静脉输液和口服混悬液

复方磺胺甲噁唑甲氧苄啶静脉输液和口服混悬液是列入《国际药典》收载计划的品种，2012 年 5 月举办的咨询会对上述标准草案进行了讨论，并于同月公布征求意见。2012 年 8 月，再次发布修订后的两个品种的标准草案并进一步征求意见。秘书处对收到的意见进行了整理。

专家委员会了解了上述标准的进展情况，并提出了修改意见。

3.2.5 其他药物

复方左炔诺孕酮炔雌醇片

复方左炔诺孕酮炔雌醇片的标准草案于 2012 年 2 月向公众征求意见，反馈意见由秘书处收集。2012 年 5 月，咨询会议对该草案进行了讨论，并提议将溶出度实验条件与左炔诺孕酮片的溶出条件统一。协作中心对统一标准的可行性进行了研究，随后提出了修订建议。

在补充相关修订建议后，专家委员会通过了该药品标准。

醋酸锌和葡萄糖酸锌

2012 年 5 月，咨询会议首次对醋酸锌和葡萄糖酸锌的标准草案进行了讨论。2012 年 8 月公布上述标准草案并征求意见，随即根据反馈意见进行了修订。

委员会一致认为葡萄糖酸锌标准中应包括微生物限度。

在补充相关修订建议后，专家委员会通过了醋酸锌和葡萄糖酸锌的药品标准。

3.3 协调后的文本

3.3.1 通则"5.5 口服固体制剂溶出度检查"的修订

2010 年 10 月，专家委员会建议对固体口服制剂的溶出度检查法进行修订。2011 年 10 月的专家委员会会议及 2012 年 5 月的咨询会议，均对修订草案进行了讨论。2012 年 7 月，修订草案公布并征求意见。反馈意见由秘书处整理以供专家委员会参考。

专家委员会指出，该文本以药典协调组织（PDG）制定的国际协调文件为基础。文件格式按照《国际药典》要求，在 PDG 文本的基础上增加了"实验条件及溶出介质"章节。

在草案审议过程中，专家委员会还提出了进一步的修改意见。在补充相关修订建议后，专家委员会通过了该通则的修订。

3.4 《国际药典》的前言、凡例和补充信息部分

3.4.1 胶囊通则的修订建议

2012 年 5 月，在药品标准和质量控制实验室咨询会议上，讨论了胶囊通则的修订草案，随后公布并征求意见。反馈意见由秘书处整理以供专家委员会参考。

本通则的要求不适用于口服给药外的其他剂型。阴道或直肠给药胶囊等非口服给药剂型，可能需要特殊的处方、生产工艺或外形，以适用于特定的用途。本通则也不适用于淀粉胶囊（通常被称为扁胶囊）。

专家委员会通过了修订后的文本。

3.4.2 制剂通则的修订建议：注射剂

经 2012 年 5 月的咨询会议讨论后，公布了注射剂通则的修订草案并征求意见。2012 年 8 月和 9 月，秘书处对反馈意见进行了整理，以供专家委员会参考。

此次通则的修订是对专家委员会第 42 次会议审议通过的通则部分内容的再次修订。与最近通过的修订文本"3.2 无菌检查法""3.4 细菌内毒素检查法""5.6 可转移体积检查法（装量检查）"以及"5.7 不溶性微粒检查法"相关。

修订中的主要改变之一就是，所有注射剂应符合细菌内毒素

检查法（或热原检查法）的要求。因此，对未收载该检查项的各注射剂品种进行修订是十分必要的，以便增加细菌内毒素检查项及限度。本通则的要求不适用于人血及人源血液制品、免疫制剂、腹膜透析液及放射性药品。

专家委员会对草案提出了一些修改意见，在补充相关修订建议后，专家委员会通过了该通则的修订。

3.4.3 "5.1 单剂量制剂含量均匀度"的修订建议

2012 年 5 月的咨询会议对《国际药典》通则"单剂量制剂含量均匀度"的修订草案进行了讨论。随后进行公示并征求意见。在专家委员会会议之前，秘书处对反馈意见进行了整理。

专家委员会指出，建议将该文本的修订与注射剂通则的修订一并考虑。在补充相关修订建议后，专家委员会通过了该通则的修订。

3.4.4 高效液相色谱法的修订建议

2012 年 5 月的咨询会议对高效液相色谱法（HPLC）的初步修订草案进行了讨论。随后于 2012 年 7 月公式并征求意见，秘书处对反馈意见进行了整理。提议在《国际药典》HPLC 通则中，除其他增订内容外，增加死体积和峰 – 谷比的定义。

在补充相关修订建议后，专家委员会通过了该通则的修订。

3.4.5 第四版《国际药典》补充信息项下的通用检测方法：片剂硬度（抗破碎力）

2007 年 10 月召开的专家委员会会议上建议在《国际药典》补充信息章节收载片剂硬度的通用测定方法。随后，2009 年 10 月召开的专家委员会会议通过了片剂通则的修订，在"生产"项下提出了片剂硬度通用检测方法的要求。

2012 年 5 月的咨询会议对片剂硬度的草案文本（该文本以《欧洲药典》的文本为基础）进行了讨论，并随后公示征求意见。2012 年 9 月和 10 月，由秘书处对反馈意见进行了整合。本试验的目的是在指定条件下，通过测定破碎片剂所需力的大小，确定片剂的抗破碎力（硬度）。《欧洲药典》已同意《国际药典》采用其文本。

专家委员会通过了建议的文本。

3.4.6 第四版《国际药典》补充信息项下的通用检测方法：锥入度测定法

2007 年 10 月，专家委员会建议《国际药典》补充信息项下收载锥入度测定法。2012 年 5 月，咨询会议对初步草案进行了讨论。随后将修改后的草案公示征求意见，并由秘书处对反馈意见进行整理。本实验的目的是在指定并经验证的条件下，测定具有特定形状和尺寸的物体刺入待测产品的深度。

经《欧洲药典》授权，《国际药典》文本草案以《欧洲药典》文本为基础。

专家委员会通过了建议的文本。

3.4.7 第四版《国际药典》补充信息项下的通用检测方法：脂溶性栓剂融变时限测定法

2007 年 10 月，专家委员会建议《国际药典》补充信息项下收载脂溶性栓剂的融变时限测定法。2012 年 5 月，咨询会议对初步草案进行了讨论。随后，修改后的草案公示征求意见，并由秘书处对反馈意见进行整理以供专家委员会参考。

本实验的目的是在指定条件下，对置于水中的栓剂施加一定重力作用下，测定栓剂软化至无法保持形状所经历的时间。经《欧洲药典》授权，《国际药典》的文本以《欧洲药典》通则为基础。

专家委员会通过了该文本。

3.4.8 细菌内毒素

专家委员会获悉，世界卫生组织生物标准化专家委员会将考虑开展建立细菌内毒素一级标准品的工作。

4. 质量控制——国际标准物质（国际化学对照品和红外对照图谱）

4.1 国际化学对照品动态

4.1.1 概述

国际化学对照品（ICRS）是《国际药典》中用于物理和化学检测方法的标准物质，也是建立法定二级标准物质的基准标准物质（一级标准物质）。国际化学对照品经专家委员会批准后方可正式使用。

4.1.2 国际化学对照品组织机构的行动报告

2010 年，欧洲理事会（Council of Europe）下属的欧洲药品质量管理局（EDQM）开始负责 WHO ICRS 的建立、制备、储存和发放工作。专家委员会收到 EDQM 关于截至 2012 年 3 月 31 日的工作报告。报告称，从瑞典 Apoteket 实验室（前 WHO 合作中心，负责 ICRS 的发放工作）接手库存 ICRS 以来，已经克服了最初面临的挑战。EDQM 和《国际药典》工作人员已经建立了良好而富有成效的工作关系。

2011 年，EDQM 共发放 876 支 ICRS，其中 61% 的对照品由 WHO 欧洲区用户购买。已经开展了 8 个新建 ICRS 的研究工作，5 个新 ICRS 已暂时通过或建议通过。已经开展了建立盐酸氯胍国际红外对照图谱（IIRS）的研究工作。对继续使用的 19 种 ICRS 的适用性开展了监测研究。

EDQM 指出，作为正在建立的药品标准，对标准所需的国际化学对照品进行可行性和可及性确认十分重要。此外，应在《国际药典》中系统收录拟作为 ICRS 的杂质化学式和结构信息。

专家委员会对 EDQM 的工作表示了感谢，并对该报告表示关注。

秘书处向专家委员会通报，EDQM 在 2012 年宣布，该机构无法制备任何一种由不同物质混合而成的 ICRS。此外，EDQM 还声明，该机构不负责制备《国际药典》用途外的 ICRS，尽管其他 WHO 质量保证文件中可能需要使用这些标准物质。

4.1.3 批准的国际化学对照品

2011 年 10 月召开专家委员会会议后，EDQM 已建立了多个 ICRS 和一个 IIRS。根据专家委员会 2010 年作出的决议，秘书处已暂行发放下列 ICRS：

- 乙胺嘧啶 ICRS；
- 琥乙红霉素 ICRS；
- 尼立达唑 ICRS；
- 环丙沙星 ICRS；
- 偶氮苯熔点 ICRS。

经咨询 WHO 合作中心及国家药品质量控制实验室，做出发放上述对照品的决定。专家委员会批准了发放上述 ICRS 的提议。

下列为暂不予发放的 ICRS：

- 阿替洛尔 ICRS；
- 达卡巴嗪 ICRS；
- 苯巴比妥 ICRS；
- 螺内酯 ICRS。

由于上述国际化学对照品（ICRS）标化报告的提交时间太晚，以至于无法在专家委员会会议之前进行评估。经有关专家确认后，这些 ICRS 也获得了批准。

关于青蒿素 ICRS，秘书处认为无法对候选对照品原料给出一个适用于《国际药典》所有含量测定用途的统一量值。经与部分专家讨论后，决定对青蒿素药品标准进行修订。

关于喷他脒羟乙磺酸盐，在修订后的标化报告中发现，其红外光谱与《英国药典》和《印度药典》的红外光谱有差异。经与部分专家讨论，秘书处决定推迟喷他脒羟乙磺酸盐 ICRS 1 的发放。

根据对图谱差异的解释，确认所记录的红外光谱适用于喷他脒羟乙磺酸盐，专家委员会批准了该 ICRS。

此外，EDQM 已建立了盐酸氯胍 IIRS。专家委员会此项活动表示关注。

4.1.4 《国际药典》补充信息：对照品和对照图谱

关于对照品和对照图谱的文件最早于 2012 年 5 月就提交给了咨询会议。该草案于 2012 年 6 月公布征求意见，并于 2012 年 8 月对反馈意见进行了整理。为保证研制的对照品质量满足预期用途，该文件规定了建立和使用对照品过程中应当遵循的原则。该文件并不适用于 WHO 国际生物标准品。制定的文本将作为《国际药典》补充信息章节的一部分，为使用者提供指导和信息，但不是药品标准的一部分。

4.1.5 发放国际化学对照品的新程序

在第 45 次会议上，专家委员会通过了一项发放 ICRS 的新程序[1]。按照该程序，EDQM 完成候选物质的分析测试后起草 ICRS 的标化报告，在协作实验室的协助下，秘书处对标化报告进行审核。如果标化实验完全按照化学对照品建立、管理、发放的一般指导原则[1]进行，并且候选物质符合要求，秘书处将在合作实验

1　附录 1，WHO 技术报告系列 NO. 961，2011 年。

室的协助下暂行放行 ICRS。根据规定，对照品标化报告随后将在接下来的会议上提交给专家委员会审议以获得最终批准。获得临时批准后，EDQM 将发放这些 ICRS。

该程序加速了 ICRS 的放行，并使 WHO 能够对化学对照品的需求做出更快速的响应。但是，这个程序并未将发行对照品的责任明确到个人或机构。专家委员会对此进行讨论后，一致同意对该程序进行如下修订：

"对候选物质进行检测后，ICRS 协作中心将向新建立的专家委员会 ICRS 小组（由三名专家和一名秘书处代表组成）提交标化报告。该小组将决定对照品的适用性，并代表专家委员会批准 ICRS。在随后的专家委员会会议上，该小组将对最新批准的 ICRS 进行报告。"

修订后的程序作为本报告的附录 1。

专家委员会批准了 Dekker 教授、Hoogmartens 教授和金少鸿教授作为 ICRS 小组成员的提名。每个小组成员应从各自的合作中心提名一名技术人员，作为后备专家。

4.1.6 《国际药典》中国际化学对照品的命名原则

对《国际药典》中 ICRS 的命名规则进行讨论后，专家委员会通过了在新的药品标准中使用如下对照品命名法的提议：

- 活性药物成分的对照品：[INN 名] RS；
- 杂质对照品：[相应 API 的 INN 名] 杂质 [A，B，C ……] RS；
- 系统适用性或峰定位用对照品或混合对照品：[INN 名] 系统适用性 RS；[INN 名] 色谱峰定位用 RS；
- 用于校正熔点测定仪的对照品：[INN 名] 熔点 RS。

为了在未来实现 ICRS 的系统命名，专家委员会通过了新的提议，并认识到 ICRS 所附的分析报告应包括更准确详细的有关信息。

4.1.7 减少高纯度候选物质检测量的建议

对于采用质量平衡法赋值并用于含量测定的 ICRS 高纯度候选物质，专家委员会审议了减少这类标准物质协作标化检测工作量的建议。采用质量平衡方法确定 ICRS 的含量时，通常通过实验室协作标定的方式，EDQM 和其他几个协作实验室，按照规定的检测方法的通用方案对候选物质进行分析。协作实验室的检测结果用于对照品的定值。

为了节省协作实验室的资源，建议对于纯度为 99.5% 以上的高纯候选物质，不进行协作标定，用单一实验室的分析数据代表 ICRS 的特性。对于熔点对照品等不采用质量平衡法定值的标准物质，不适用该建议，任何情况下都应开展协作标定工作。

专家委员会通过了该提案。

5　质量控制——国家实验室

5.1　外部质量保证评估计划

5.1.1　回顾

外部质量保障评估计划（EQAAS）是化学控制实验室质量管理体系的外部评估程序。它利用实验室间比对来评价共同参加某项特定检测或测量的实验室的表现。通过外部对实验室检测能力的评价，是实验室内部质量保证体系的补充。

现行的 EQAAS 第 5 期将于 2013 年 3 月结束。随后的第 6 期预计于 2013 年 4 月 1 日持续至 2016 年 3 月 30 日。专家委员会注意到秘书处正在寻求资金支持使该项服务能够继续。

5.1.2　程序 4 的最终报告

EQAAS 第 5 期的程序 4 与 pH 值和相对密度有关。来自 WHO 所有 6 个区域的 53 家实验室中的 42 家（79%），在两项测量中都取得了满意的结果。

专家委员会注意到该报告，并支持秘书处和实验室跟进此项活动。

5.1.3　程序 5 的初步报告及可能的误差来源

EQAAS 第 5 期的程序 5 是液相色谱法的含量测定。47 个参与计划的实验室提交了研究结果。该项研究的原始数据提交了专家委员会，其中 80% 的实验室取得了满意的结果。

第 5 期还有两项实验待完成。

专家委员会注意到该报告，并支持秘书处对实验室不满意结果的调查及整改措施进行持续跟踪。

5.1.4 第6期的建议

在 EQAAS 第 6 期，建议用指定的技术进行能力验证试验：

- 滴定法含量测定；
- 比旋度的测定；
- HPLC 法含量测定；
- 溶出实验（浆法，采用紫外－可见分光光度法）；
- 卡尔费休法测定水分；
- HPLC 法测定有关物质。

专家委员会审议了提案，并批准了第 6 期的实验技术。

会议还讨论了利用符合能力验证标准的实验室，在所在国开展产品质量监督的可行性，当然，这已经超出了 EQAAS 的范畴。

6 质量保证——药品生产质量管理规范（GMP）

6.1 世界卫生组织药品生产质量管理规范的更新

2011 年，专家委员会批准了三份 GMP 文件的更新。秘书处报告称，目前尚未收到有关更新 GMP 文件的提议。但是，欧盟（EU）和美国食品药品管理局（US－FDA）的 GMP 指导原则最近已进行了更新。

为了与这些新指导原则的趋势一致，专家委员会要求秘书处就如何修订 WHO 指导原则提出方案。

6.2 培训材料

2011 年 10 月，专家委员会批准了对 WHO 培训模块的修订，使其与更新后的指导原则相一致。根据 GMP 文件的变更情况，对该模块每张幻灯片的正确性都进行了核对。所有基础培训模块已被修订和更新，并正在接受审核。对 GMP 培训模块进行了重大调整，比如在质量管理模块中增加了风险评估和其他新的元素。专家委员会获悉，由于 GMP 文件最近几年才开始建立，目前，还没有微生物实验室和有害物质方面的培训材料。更多的其他培训模块正处于修订中。所有的 WHO GMP 指导原则将以CD－ROM 的形式提供。

专家委员会对上述文件的更新表示赞赏。

7 质量保证——新思路

7.1 质量风险管理

《质量风险管理指导原则》（草案）于 2010 年制定并公示征求意见。专家委员会于 2010 年、2011 年对草案提出了修订意见。在全球征求意见的过程中收集到了大量意见。在 2011 年 6 月 28～30 日召开的 WHO 质量风险管理与质量指导原则非正式磋商会议上，建议将这些指导原则进行简化处理，以便能够及时启动实施。要彻底实施质量风险管理（QRM）系统及相关工具的应用，还需要更长的时间。所有的专家都认为 QRM 将是未来质量保证体系的一个关键因素。

2011 年 10 月专家委员会会议后，按照磋商之前以及磋商期间征集的大量意见与建议，对 QRM 文件进行了彻底的调整。该指导原则的目标是帮助建立并有效实施 QRM（涵盖药物的研发、物料来源、生产、包装、检验、储存与分销等环节）。

专家委员会对文件及根据进一步全球磋商后收到的反馈与意见制定的最新修改建议进行了审议。委员会成员提出了很多修改意见。专家委员会按照经批准的变更的实施（附录 2）修订了指导原则。

7.2 药典协调

在 2012 年 2 月 28 日至 3 月 1 日召开的世界药典国际会议上，23 个药典机构的代表承诺为药典的协调做出进一步努力。与会者认为药品标准的统一在未来对全球公众健康非常重要。药典协调也是国际药学联合会（FIP）与世界卫生组织于 2012 年 10 月在阿姆斯特丹召开的为期两天的会议的大会议题。

世界药典国际会议

世界卫生组织负责维护药典索引并于 2012 年 2 月 28 日至 3 月 2 日组织了全球各国药典代表参加的会议。23 国药典代表参加会议并讨论了药典面临的挑战及相关议题。与会代表承诺会为药典协调做出进一步努力并加强世界卫生组织在制定全球药品生产与检验标准中的作用。大会认为药品标准的协调和统一对公众健康的重要性越来越显著，其中最重要的原因之一就是打击假药与劣药。

会议呼吁各国药典间加强工作协作与信息共享。会议提出了制定药典质量管理规范的重要建议，并建立了起草小组以推动该项目的进行。会议对《国际药典》发挥的作用表示赞赏。另外，会议同意在 2012 年 10 月召开的国际药学联合会百年大会期间举办一次药典公开会议，邀请所有相关方与用户讨论未来发展的策略。

世界卫生组织－国际药学联合会会议

世界卫生组织与国际药学联合会于 2012 年 10 月 7～8 日在阿姆斯特丹共同组织了以"全球药典，现状与未来"为主题的两天公开会议。会议阐述了国际环境变化的形势下，药典协调在合作、药典质量管理规范及药典发展道路中的机遇。研讨会就杂质、残留、草药药品标准制定及应用进行了讨论。

讨论

对于世界卫生组织与国际药学联合会的共同努力，专家委员会表示赞赏并感谢国际药学联合会一直以来的合作。

专家委员会敦促各国药典间加强交流，并强调了制定反映编撰药典需遵循的重要原则与要素的高水平文件的必要性。会议指出协调机制有助于发展中国家的药物可及性，而且各药典技术标准的协调统一也有利于医药工业的发展。如果每个国家都建立各自不同的药品标准，那么生产商出口的药物要符合各国要求，由此所付出的代价会非常高。

专家委员会认同世界卫生组织对药典协调活动的组织协调工作，并愿意为建立服务全世界药典的药典质量管理规范提供支持，该规范是未来药典协调与合作的基础。该项工作由秘书处负责协调，秘书处将就药典质量管理规范的范围和重要组成部分等内容向各国药典征集意见。药典质量管理规范起草完成后，将按照程序公开征求意见。

7.3　快检技术

会议向专家委员会简单介绍了药品快检技术的新进展情况。据报道一些假药在制备时采取了专门的措施，采用常规快检技术检测会出现假阳性结果。此外，世界卫生组织收到越来越多国家的申请，请求世界卫生组织协助处理导致患者出现严重健康问题的可疑药物事件。

对于不断增加的这类事件，专家委员会表示关切。尽管专家委员会的专家们也承认最有效的分析与法医学测定方法可能会很昂贵，但专家委员会还是讨论了可能的原因与解决方案。专家委员会特别强调，如果没有生产企业和与监管部门等利益相关方的合作，世界卫生组织就无法找到有效的解决方案。会议要求秘书处跟踪实验室新技术的发展趋势并向专家委员会报告。

7.4 关于实验室检测报告的调查

为了解参与检验可疑样品的质量控制实验室数量及这些实验室是如何处理这些样品的情况，对世界卫生组织合作中心及参与了 EQAAS 工作的实验室开展了一次调查，其中主要是各国的国家质量控制实验室（QCL）。目前，尚处于数据分析中，数据分析完成后将提交专家委员会。

专家委员会对此表示欢迎并关注该报告。

8 质量保证——药物的分销与贸易

8.1 采购机构质量保证系统文件范本的修订

2005 年 10 月，专家委员会批准了采购机构的质量保证系统文件范本（MQAS），从那时起已经有很多组织采用了该系统。2011 年 8 月召开的 GFATM – WHO 共同会议上，世界卫生组织（WHO）与 GFATM 一致认为需要对 MQAS 进行修订，并认为采购机构还需要一个评估工具。对 MQAS 进行了回顾并提出了修订建议；制定了供主要采购组织与机构使用的评估工具。上述活动都进行了磋商程序。值得注意的是在此过程中并非所有的采购组织都使用该系统。

2012 年，GFATM 组织了两次非正式会议，审议了 MQAS 与新评估工具的工作进展。按照专家委员会磋商程序，2012 年 8 月，世界卫生组织发布了修订后的 MQAS 及评估工具并征求意见。根据收到的意见和建议，修订后的 MQAS 草案及收到的建议一并提交给了专家委员会。

专家委员会对收到的建议进行讨论后提出了一些对草案的补充修改意见。专家委员会支持对 MQAS 的修订并关注该项工作的进展。

8.2 基于质量保证系统文件范本的评估工具

2011 年 8 月，世界卫生组织和 GFATM 认为需要在修订

MQAS 的同时，也需要为采购机构提供一个评估工具。建议在 MQAS 基础上制定评估工具。2012 年，完成了该评估工具的草案并公开征求意见。2012 年 8 ~ 12 月，按照试验程序对该草案进行测试，之后会根据测试结果对该工具进行审核和修订。

专家委员会同意在 MQAS 的基础上建立新的评估工具并对 GFATM 资助表示感谢，专家委员会还关注了目前的进展。专家委员会认为应将评估工具作为 MQAS 的附件发布。

8.3 各国供应链的监管

世界卫生组织最近启动了一个重点加强全球对假冒伪劣药品（SSFFC）监督监测能力建设的项目；该项目是为了应对假冒伪劣药品在复杂性、规模与地域性等方面都持续增强的问题。

该项目的长期目标是显著改进处理假冒伪劣药品事件数据的质量、数量与分析——通过对现有系统的建设并创建一个全球监督监测体系——向利益相关方提供建立战略协作平台的良好基础，以便彻底减少假冒伪劣药品事件并保护药品供应链的安全。

另外，提高数据和具体信息的质量能促进国家间的信息交流更有效，并有利于为保护患者与消费者采取相应的监管措施。

该项目以世界卫生组织西太平洋区的快速预警系统（RAS）等现有系统的数据分析经验为基础，旨在建立可以收集、分发与分析假冒伪劣药品信息的可持续的监督监测系统，该监测系统至少能满足项目参与者的需求，理想状态下可满足所有利益相关方的需求。此系统将征集到报告假冒伪劣事件的最佳规范，有助于建立报告事件所需的最低共同标准以及对标准的理解。另外，该系统能帮助各国药品管理机构（NMRAs）识别已经进入或可能进入本国供应链的假冒伪劣药品。通过 NMRAs 收集与假冒伪劣药品相关的数据和事件报告，获得科学、可靠的证据确定假冒伪劣药品事件最为严重的地区。目的是促进各国药品管理机构间的信息和经验的共享、鼓励各国药品管理机构为了保护患者和消费者，采取预警及监管措施并加强监管机构间的更紧密合作，从而将假冒伪劣药品造成负面影响减到最低。

目前，项目正在试运行期，对最近两年新研发的一个信息技术（IT）平台和报告程序进行测试。10 个国家积极地参与了试点研究。该系统完成测试并运行后，其他国家就可以加入。

专家委员会高度评价这个市场监督的新项目并关注了该报告。

8.4 药品贸易与分销规范的修订建议

2003 年，世界卫生组织发布了关于"药物起始物料的商品贸易与分销规范"的指南。2006 年，国际药用辅料协会（IPEC）—— 一个由辅料生产商、辅料分销商及其药用客户组成的工业联盟——发布了自己的"药物辅料 GDP 指南"，该指导原则与世界卫生组织文件完全相符。自从这些指南文件发布以来，风险管理等很多新建立的概念都影响了药品分销质量管理规范（GDP）原则与程序。值得注意的是，最近发生的一些事件让人们意识到目前的指南文件还需要进一步地完善。

IPEC 联盟的代表报告了该组织在商品贸易与分销规范有关的最新活动情况。IPEC 联盟建议对世界卫生组织商品贸易与分销规范（GTDP）指导原则进行修订与更新，并愿意提出建议作为支持。IPEC 联盟成员工作组可在 2012 年底前完成相关工作。值得注意的是，世界卫生组织 GTDP 指导原则的所有草案都会通过世界卫生组织的全面磋商过程征求意见，并将提交给世界卫生组织专家委员会酌情予以采用。一旦通过，IPEC 联盟将更新自己的文件，使其与世界卫生组织指导原则接轨。

专家委员会讨论了对世界卫生组织的 GTDP 指导原则进行修订及更新的必要性并批准了修订建议。

9 优先需要的基本药物（包括活性药物成分）的认证

9.1 世界卫生组织药品认证项目的进展

2001 年，在世界银行的支持下，世界卫生组织总部、联合国艾滋病规划署（UNAIDS）、UNICEF（联合国儿童基金会）与联合国人口基金会（UNFPA）联合设立了药品认证计划项目（PQP）。因此 PQP 是由世界卫生组织管理的一个联合国项目。项目原本重点是对治疗 HIV/AIDS、疟疾与结核的药物进行评估，但现在也包括了其他治疗领域的药物。从 2010 年 10 月起，PQP 开始对活性药物成分（API）进行认证。

通过认证的多数药物制剂是仿制药，但也有例外。认证程序的第一步是发布招标意向书。值得注意的是治疗结核药物的申请数量比该项目的治疗其他疾病的药物申请要少很多。2011 年有 35

种药物（其中 34 种是仿制药）通过了认证。接收到了 68 份申请资料，对符合形式审查的 46 份申请将开展评估。大约完成了 1000 份评估报告，对涉及认证药物的 500 多项的变更进行了评估。

值得注意的是，专家委员会制定与批准的标准及规范，为所有的 PQP 活动提供了技术支撑。专家委员会对此报告及 PQP 工作表示赞赏。

10 活性药物成分的认证

10.1 活性药物成分认证进展

活性药物成分（API）的认证始于 2010 年 10 月，作为试点项目，目的是遴选按照 GMP 生产且质量良好的 API。2011 年，PQP 对第一批 API（6 个抗疟疾药物和 2 个抗结核药物）进行了认证。还邀请生产企业根据其自身产品情况使用认证的 API。世界卫生组织网站公布了认证 API 目录，还向生产商提供了认证 API 的确认文件。国家药品监管机构（NMRAs）也可能要求提供某个 API 的进一步信息。截至 2012 年 10 月，已经收到了 62 份 API 的认证申请，其中 23 份已经通过认证并在网站上公布。

专家委员会对此报告表示赞赏。

11 质量控制实验室的认证

11.1 质量控制实验室认证项目进展

质量控制实验室（QCL）的认证项目创建于 2004 年，开始时仅面向非洲国家，后来扩展至全球范围。私营或政府 QCL 都可以参与此项目。认证采取完全自愿的原则，2004 年以来，已有 55 个实验室申请参加（73% 是国家实验室）。专家委员会了解到有 24 个实验室正在进行认证，每个世界卫生组织的区域都至少有一个实验室参加。该项目也涵盖能力建设领域，也为发展中国家的国家实验室提供了培训与技术支持。

通过认证的实验室、已提交认证申请的实验室以及积极参与认证检测或其他活动的实验室组成了一个非正式的 QCL 网络，目前正与南非的世界卫生组织合作中心共同协作开展活动。目的是促进网络内的实验室检测质量提高，为联合国机构采购的药物提供可靠的检测，并推动信息交换、网络与工作经验共享。

QCL 认证的益处包括可为联合国机构或其他组织提供测试服务、被认可为世界卫生组织认证实验室、学习提高实验室标准的方法、得到世界卫生组织专家顾问的协助并参与世界卫生组织的培训。专家委员会了解到区域内认证实验室提供的服务更便利与快捷，因此，域内国家对这些实验室的工作表示赞赏。

专家委员会对此报告表示感谢。

11.2 世界卫生组织质量监督项目进展

为了监督联合国机构采购的认证产品及药物的质量，PQP 组织了药物质量监督项目。通过与 NMRAs 的合作，该项目为成员国的药物质量控制与能力建设作出了很大贡献。专家委员会了解到，为了回应对质量低劣药品的投诉，全球艾滋病、疟疾、结核病基金（GFATM）组织开展了对平价抗疟药品项目（AMFm）第一期供应的抗疟药物的质量调查。评估将涵盖产品质量及其仓储条件。

专家委员会对此报告表示感谢。

12 监管指南

12.1 儿童药物的临时调配与使用

2011 年 10 月专家委员会通过了一份关于儿科药物处方关注要点的文件。2012 年 8 月，发布了修订后的版本并征求意见。秘书处整理收集了反馈的意见。此外，还就与该新指南文件相关的另外一个文件"不可获得儿童专用药品时儿科专家的用药规定：要点"也进行了讨论。

2011 年 3 月 21 ~ 25 日，在加纳阿克拉举办的世界卫生组织基本药物遴选和使用专家委员会会议上已经对该指南文件进行了论过。

为了满足指导儿童用药工作的需要，尽管对使用非儿童专用药品和研发分年龄组儿童制剂方面的风险有不同的保留意见，但两个专家委员会均建议在广泛征求意见并精心细致审核的前提下，进一步研究出台相关指南文件。将在世界卫生组织－国际药学联合会共同努力和在众多专家的支持下继续开展该项目。

在文件起草与磋商期间，工作组建议使用更全面的方法；向更多的工作组（即那些与儿童患者、包括儿童和老年人等特殊群体患者相关的工作组）提供一个统一的指导文件。将更新后的工作文件命名为"国际药学联合会－世界卫生组织技术指导原则：不可获得儿童和老年患者特殊群体专用药品时，健康护理专家对口服用药调配的规定要点"。对文件内容也进行了相应的调整。

专家委员会对于起草涵盖儿童与老年用药问题的文件表示了关注。由于尝试将这两类患者的处方都涵盖到，文件似乎变得更技术化并不再如最初那样专注于市场上没有经过注册的儿童专用制剂时儿童用药的可及性。

专家委员会要求文件应当重新回归到关注儿童药物处方的调配问题，并应当在下次专家委员会议前将修改后的版本发布并征求公众意见。

要求秘书处负责联络起草人对文本进行审核并综合专家委员会在文件起草过程中提出的意见，最后应在世界卫生组织网站上公示草案并征求意见。

12.2 认证产品变更指导原则

2011年10月，专家委员会通过了新的仿制药品质量指导原则"世界卫生组织药品认证项目多来源（仿制）药物制剂成品文件提交的指导原则：质量部分"，并以世界卫生组织技术报告（No.970）附录4的形式发布。专家委员会也建议起草关于变更指导原则的新通用文件，该文件应与上述刚刚通过指导原则一致。新文件已于2012年5月公示，由秘书处收集整理意见。2012年8月，修改后的版本将再次发布并征求公众意见。

修改后的文件"认证产品变更指导原则"保留了原变更指导原则的基本框架与功能，但进行了全面更新与扩展，使其与新的仿制药品质量指导原则一致。

专家委员会通过了该文件（附录3）。值得注意的是，该文件是专门为PQP项目起草的，因此，建议制定一个相似的关于变更的一般指导原则。

12.3 世界卫生组织药品认证部门与各国药品管理机构在认证药品的评估以及快速注册方面的合作

专家委员会审核了 PQP 与 NMRAs 关于世界卫生组织认证药品的评估与快速注册方面的合作草案。一些 NMRAs 接洽 PQP，希望在认证产品的国内注册方面获得世界卫生组织的协助，因为，有些情况下药品注册会花费很多时间，使患者获得药物治疗的时间延迟。

该方案的目的是加快世界卫生组织认证药品在成员国（NMRAs）的注册（上市许可），并协助 NMRAs 能将其监管资源集中在国内特殊注册审批的决策方面。

有些国家认可世界卫生组织认证药品但监管资源不足，当这些国家的 NMRAs 在评估认证药品时，可从以往世界组织或其他国家组织的评估与审查结果中获得帮助。只要与认证药品持有者达成协议，按照合作程序中规定的情形，PQP 就会与相关 NMRAs 完全共享评估与审查报告。NMRAs 可保留在注册上作出最终决定的绝对权力，而合作程序不会影响成员国的国内法规、决策过程或监管费用。

2009 年 2 月，在东非举行的药品管理机构负责人会议已经对该程序原则进行了讨论并达成一致。在 2012 年 5 月磋商会议之前，监管者、生产企业与专家已经在一系列会议上对该文件进行了深入的讨论。世界卫生组织的法律顾问也对文件进行了审阅。

专家委员会对合作程序的草案文件进行了讨论并提出了一些修改意见。委员会通过了按照意见修改后的文件（附录4）。

12.4 对抽样与市场监督的建议

根据 2011 年 10 月召开的世界卫生组织药品标准专家委员会第 46 次会议提出的建议，结合多个国家反馈给秘书处的大量案例、内部讨论，将继续制定抽样和药品监管程序。2012 年 9 月，最终形成了关于抽样与市场监督程序的建议草案，并发布征求意见，秘书处负责在 2012 年 10 月专家委员会议前收集整理意见。

建议是在世界卫生组织实验室认证项目的一个调查方案的基础上提出来的，该方案已经广泛应用于抗疟疾和抗结核药物的主要研究计划的制定。该建议包含一份附有说明的调查方案、调查表、检测方案以及典型的分析测试报告内容。

专家委员会认为该文件在药品监控与上市后监督方面具有重

要意义，也认为应当将该文件改造成为能对不同种类药品的抽样提供指导的一般性文件。专家委员会还提出需要建立针对假冒伪劣药物的专门指南文件。

12.5　对照药品

对照药品是一种在临床实践中预期可用仿制药品替代的药物制剂（该术语与国内的参比制剂一致，译者注）。1999 年，专家委员会通过了一份关于对照药品的文件。文件包括一份等效性试验及临床替代用仿制药品评价的国际对照药品目录及确定对照药品的决策树。制定对照药品目录是为药品管理机构及生产企业提供信息服务的工具，虽然原本并不具有指导遴选参比制剂的用途。当时的专家委员会还提出应定期更新对照药品目录与指导原则。

对照药品目录正在修订中。修订的目的是制定一个质量可靠、与 PQP 目录一致又便于获取的对照药品目录。

专家委员会感谢相关人员为制定对照药品目录的持续努力。

12.6　豁免体内生物等效研究

在药品审评审批过程中，根据等效性证据，不需进行体内等效性研究就获得批准时的情况称为"豁免体内生物等效研究"。已经发布了一系列可豁免体内生物等效研究的品种，文件给出了在考虑是否豁免某个 API 的新处方的体内生物等效研究时，需要提供必要的文献综述、收集并整理相关的数据。在上述研究资料的基础上，国际药学联合会对豁免体内生物等效研究进行了深入的分析。已经公布了大约 40 ~ 50 个 API 的分析报告。这些科学研究报告为相关附录（世界卫生组织技术报告 No. 937，2006，附录8）的更新提供了技术支撑，并与"多来源（仿制）药品：建立可互换性的注册要求指导原则"一起发布（世界卫生组织技术报告 No. 937，2006，附录7）。

专家委员会注意到了目前的状况，感谢国际药学联合会在该领域的工作。委员会鼓励继续与世界卫生组织合作中心开展协作，进一步对该附录文件进行更新、公布草案并征求意见，下次专家委员会会议时提交修订后的草案。

13 命名、术语与数据库

13.1 质量保证术语

访问世界卫生组织网站可以进入术语与定义的数据库，数据库同时还给出了世界卫生组织指导原则中这些术语和定义出现的章节。2011 年 10 月，专家委员会建立了一个小组，负责审核术语与定义，确保这些术语与定义的标准化并减少对一个术语的多个定义的情况。该领域的工作还在继续进行中。

13.2 药物的国际非专利名称

专家委员会接受了对世界卫生组织药物国际非专利名称（INN）项目的更新，并同意了 2011～2016 年的 INN 项目规划策略。

在过去两年中，INN 数量显著增加。2012 年 1 月，世界卫生组织公布的 INN 最新总目录包含约 8500 个药品（累积目录 14）。审核并批准一个 INN 的平均时间为 11.9 个月，86% 的 INN 会在一或两轮讨论后获得批准。新的词干与前缀词干也已公布。

生物制品 INN 数量也显著增加，并可预见此趋势将继续。专家委员会还讨论了制定细胞疗法的命名计划的必要性。

一些用户提出希望 INN 数据库能用于商业用途，因此，项目组开发了一种网络服务——建立了 INN 全球数据中心——向相关人员开放 INN 数据入口。INN 全球数据中心是一种用来支持网上电脑间互动的软件系统。MedNet 网站已证实其全球用户的数量相当可观。

专家委员会还听取了 INN 项目的工作报告。

14 综合信息

14.1 药物质量保证：指导原则及相关文件的汇编

专家委员会被告知，秘书处已经制作了一张包含世界卫生组织目前所有与质量保证相关的指导原则与文件的光盘版汇编。

14. 2 策略

世界卫生组织的所有领域都被要求制定可以指导未来行动的策略。为制定 QSM（药品质量保证与药品安全部门）的行动策略，秘书处邀请专家委员会成员提出相关建议。

专家提出的议题包含：

与生物制品和药品都有关联的生物类似药，需要加强与生物制品标准化专家委员会的联系与合作；

加强与各国药典会及协调组织的合作；

向各国实验室提供更多的技术支持和国际专家指导［特别是对鉴别假冒伪劣药品（SFFC）的需求正在日益增长］；

协助开展对国家药品管理机构（NMRAs）的培训；

优先开展的行动，尤其是保留并维持本领域目前的核心工作。

15 小结与建议

世界卫生组织药品标准专家委员会为世界卫生组织总干事提供药品质量保证领域的建议。专家委员会提供建议与指导的目标是保证药品在整个生命周期（即从药品的研发到最终分发给患者的整个环节）中的质量。

自 1947 年创建以来，专家委员会一直以适用的建议、定义清晰的标准及国际指导原则的形式为全球药品质量工作提供独立的技术支持与专业指导。专家委员会通过的所有建议、标准与指导原则都是在广泛的国际协商的基础上建立的。

2012 年 10 月 9～12 日举行的第 47 次会议上，专家委员会讨论了一系列议题。这些议题包括世界卫生组织管理的联合国认证项目、质量控制实验室认证、世界卫生组织外部质量保证评价计划、机构质量保证系统文件范本的修订、儿童药物指导原则以及世界卫生组织商品贸易与分销规范指导原则的修订。

专家委员会审核了多个抗逆转录病毒、抗疟疾、抗感染药物及其他药物的质量标准与检验方法，并同意将那些适合的药品标准纳入《国际药典》。专家委员会还对《国际药典》的通则与增补信息部分进行了审核并通过了相关内容的修订。此外，对国际标准物质的质量控制程序也进行了讨论，批准了一批国际化学对照品（ICRS）及一个国际红外对照图谱（IIRS）。

为进一步促进高质量药物的可及性，药品标准专家委员会需要与世界卫生组织的其他委员会、联合国机构、各国及区域管理机构、采购机构和医药工业界进行合作。因此，委员会还讨论了世界卫生组织生物制品标准化专家委员会、基本药物遴选和使用专家委员会及儿童药物分委员会提出的议题。委员会还研究了全球抗击艾滋病，肺结核和疟疾全球基金和联合国儿童基金会提交的报告，并讨论了药品监管指南的诸多事项以及世界卫生组织对修订 GMP 的建议。会议还讨论了 GMP 的培训问题，并对质量风险管理提出了建议。

专家委员会重视与国际药学联合会（FIP）、药品注册国际协调组织等机构的合作，最近还与国际药学联合会共同组织了一些会议。另外，在 2012 年初世界卫生组织举办药典会议后，委员会鼓励各国药典会进一步加强合作，推动药品标准的协调工作。

专家委员会在第 47 次会议上所作的全部决议与建议如下。

通过并推荐使用的新指导原则：

— 国际化学对照品的审批程序（附录 1）

— 世界卫生组织质量风险管理指导原则（附录 2）

— 世界卫生组织认证产品变更指导原则（附录 3）

— 世界卫生组织药品认证部门与国家药品管理机构在世界卫生组织认证药品的评估以及快速注册方面的合作程序（附录 4）。

《国际药典》的收载情况

收载了下列药品标准：

● 抗逆转录病毒药物

— 硫酸阿巴卡韦；

— 阿巴卡韦口服溶液剂；

— 奈韦拉平；

— 奈韦拉平口服混悬剂；

— 奈韦拉平片；

— 富马酸替诺福韦酯。

● 抗疟疾药物

— 青蒿琥酯；

— 青蒿琥酯片；

— 注射用青蒿琥酯；

— 青蒿素；

— 盐酸甲氟喹。

- 抗结核药物
  - 环丝氨酸；
  - 环丝氨酸胶囊。
- 抗感染药物
  - 氯唑西林钠；
  - 噻嘧啶口服混悬剂。
- 其他药物
  - 复方左炔诺孕酮炔雌醇片；
  - 醋酸锌；
  - 葡萄糖酸锌。
- 删除的标准
  - 青蒿素片；
  - 青蒿素胶囊。
- 协调后的通则文本
  - 固体口服制剂的溶出度试验（以药典协调组织的文本为基础）。
- 对通则的修订
  - 胶囊；
  - 输液剂；
  - 单剂量制剂的含量均匀度；
  - 高效液相色谱法。
- 补充信息部分
  - 片剂硬度；
  - 锥入度测定法；
  - 脂溶性栓剂融变时限测定法。
- 专家委员会批准了下列新国际化学对照品（ICRS）
  - 阿替洛尔对照品；
  - 偶氮苯熔点对照品；
  - 环丙沙星对照品；
  - 三嗪咪唑胺（达卡巴嗪）对照品；
  - 琥乙红霉素对照品；
  - 尼立达唑对照品；
  - 苯巴比妥对照品；
  - 乙胺嘧啶对照品；
  - 螺内酯对照品。
- 国际红外对照图谱（IIRS）

— 盐酸氯胍对照图谱。

- 对国际化学对照品（ICRS）的新政策

  —《国际药典》中对 ICRS 的命名；

  — 高纯度候选物质的分析检验。

以下是对质量保证相关领域的建议。要求在下一次药品标准专家委员会会议上报告行动取得的进展。

各国药典间的合作

专家委员会对世界卫生组织开始与其他药典展开密切合作表达了赞赏和支持。

同意在世界卫生组织与药品标准专家委员会的支持下加强与全球各国药典间的合作，建立药典标准起草质量管理规范。

《国际药典》

按照本次会议的工作计划与决定，继续起草 API（药物活性成分）、药物制剂、一般方法与通则及一般补充信息。

继续在药品质量标准与一般检测方法的修订及收载方面开展国际合作。

继续《国际药典》增补版或第五版的出版工作，特别是电子版（CD – ROM 或网络在线版）。

国际化学对照品（ICRS）

通过向各国药品监管机构推荐等形式，继续扩大国际化学对照品（ICRS）的使用。

继续努力研制新的国际化学对照品。

对于候选标准物质原料的短缺问题，专家委员会建议请生产企业及各国药典机构提供协作。专家委员会要求秘书处对新状况做出反应——与各国药典机构接洽并确定可为《国际药典》提供何种协作。

外部质量保证评价计划（EQAAS）

继续药品质量保证实验室第五阶段的外部质量保证评价计划（EQAAS）。

如果资金允许，将继续开展第六阶段的计划。

药品生产质量管理规范（GMP）与生产

跟进在生物制品标准化专家委员会支持下的生物制品生产质量管理规范的修订过程。

研究更新 GMP 一般原则的必要性，以应对全球新的发展形势。

继续审核修订后的 GMP 培训模块，以使其可以尽快供公众使用。

世界卫生组织关于采购机构质量保证系统文件的范本

与全球基金会的紧密合作：

继续采购机构质量保证系统文件范本的修改进程。

继续为采购机构起草评估工具。

药品贸易与分销质量管理规范（GTDP）的更新

与本领域专业组织合作，继续 GTDP 文件的修订。

多来源（仿制）药物制剂成品文件提交的指导原则

在针对世界卫生组织认证药品项目的专门指南文件的基础上，制定关于药品质量的通用新文件。

在针对世界卫生组织认证药品变更的专门指南文件的基础上，制定关于药品变更的通用新文件。

不可获得儿童专用药品时儿科专家的用药规定：要点

对于这些广受关注"要点"问题，与国际药学联合会共同制定主要针对儿童用药的实用指南文件。

豁免体内生物等效研究及对照药品的更新

提供更新后的可豁免体内生物等效研究的药品以及对照药品目录，经专家委员会审核后替代 2002 年版本。

市场监督抽样程序

根据多个国家反馈给秘书处的大量案例，将继续制定抽样程序。

市场监督快检技术

对新技术在可疑样品筛查中的应用趋势进行审核。

质量保证术语

经与部分专家磋商，在秘书处分析报告的基础上，继续开展质量保证术语数据库中的推荐术语的工作。

药典索引

经咨询药典索引中全球各国药典的代表，完成并确认各国药典的信息。

世界卫生组织数据库

维护国际非专利名称（INN）数据库，确保网络查询应用。

维护质量保证数据库，确保网络查询应用。

继续术语小组的工作，审核专家委员会涉及领域的术语及其定义。

财政状况分析

考虑到今后的多项重要任务，专家委员会强调了继续向药物质量保证项目投入资金的必要性，同时也强调对那些应用了委员会制定的国际指导原则与标准的项目与组织，提供支持的必要性。专家委员会担心在此领域工作的人员数量不足以完成规定的任务。

致谢

专家委员会特别感谢世界卫生组织质量保证和药物安全部：药物、基本药物和药物政策部（瑞士，日内瓦）的 W. Bonny 女士、C. de Joncheere 先生、M. Gaspard 女士、D. Jasovský 先生、S. Koypp 博士、C. Mendy 女士、H. Schmidt 博士和 L. Rägo 博士，感谢他们为本次会议的召开所作的努力。

本报告中相关技术指南文件的出版工作得到了欧盟、比尔－梅琳达·盖茨基金会和国际药品采购机制（UNITAID）的财政支持。

专家委员会还要感谢对本次会议作出重要贡献的下列机构和人员：

Active Pharmaceutical Ingredients Committee, European Chemical Industry Council, Brussels, Belgium; Danish Medicines Agency, Copenhagen, Denmark; European Association of Pharmaceutical Full – line Wholesalers, Groupement International de la Repartition Pharmaceutique, Brussels, Belgium; European Commission, Brussels, Belgium; European Directorate for the Quality of Medicines and HealthCare, Council of Europe, Strasbourg, France; European Federation of Pharmaceutical Industries and Associations, Brussels, Belgium; European Medicines Agency, London, England; The Global Fund to Fight AIDS, Tuberculosis and Malaria, Vernier, Switzerland; Healthcare Distribution Management Association, Arlington, VA, USA; Indian Drug Manufacturers' Association, Mumbai, India; International Federation of Pharmaceutical Manufacturers and Associations, Geneva, Switzerland; International Generic Pharmaceutical Alliance, Brussels, Belgium; International Pharmaceutical Excipients Council Europe, Brussels, Belgium; International Pharmaceutical Federation, The Hague, Netherlands; International Society for Pharmaceutical Engineering, Tampa, Florida, USA; Pharmaceutical Inspection Co – operation Scheme, Geneva, Switzerland; Pharmaceutical Research and Manufacturers of America, Washington, DC, USA; Swissmedic, Swiss Agency for Therapeutic Products, Berne, Switzerland;

Therapeutic Goods Administration, Woden, ACT, Australia; United Nations Children's Fund, Supply Division, Copenhagen, Denmark; United Nations Children's Fund, New York, USA; United Nations Development Programme, New York, USA; The World Bank, Washington, DC, USA; World Intellectual Property Organization, Geneva, Switzerland; World Self – Medication Industry, Ferney – Voltaire, France.

Laboratoire National de Controle des Produits Pharmaceutiques, Cheraga, Alger, Algeria; Instituto Nacional de Medicamentos, Buenos Aires, Argentina; Expert Analytic Laboratory, Centre of Drug and Medical Technology Expertise, Yerevan, Armenia; Laboratoire national de controle de qualite des medicaments et consommables medicaux, Cotonou, Benin; Agency for Medicinal Products and Medical Devices, Control Laboratory, Sarajevo, Bosnia and Herzegovina; Instituto Nacional de Controle de Qualidade em Saude, Rio de Janeiro, Brazil; Laboratoire National de Sante Publique, Ouagadougou, Burkina Faso; National Product Quality Control Centre, Ministry of Health, Phnom Penh, Cambodia; Laboratoire National de Controle de Qualite des Medicaments et d'Expertise, Yaounde, Cameroon; Departamento de Control Nacional, Unidad de Control de Calidad de Medicamentos comercializados, Institutu de Salud Publica, Santiago de Chile, Chile; National Institutes for Food and Drug Control, Beijing, People's Republic of China; Medicamentos y Productos Biologicos del INVIMA, Bogota, Colombia; Laboratorio de Analisis y Asesoria Farmaceutica, Facultad de Farmacia, Universidad de Costa Rica, San Jose, Costa Rica; Laboratorio de Normas y Calidad de Medicamentos, Caja Costarricense de Seguro Social, Universidad de Costa Rica, Alajuela, Costa Rica; Laboratoire National de la Sante Publique, Abidjan, Cote d'Ivoire; Oficina Sanitaria Panamericana, OPS/OMS, La Habana, Cuba; National Organization for Drug Control and Research, Cairo, Egypt; Drug Quality Control and Toxicology Laboratory, Drug Administration and Control Authority, Addis Ababa, Ethiopia; Centrale Humanitaire Medico – Pharmaceutique, Clermont – Ferrand, France; Food and Drugs Board, Quality Control Laboratory, Accra, Ghana; Laboratoire national de controle de qualite des medicaments, Conakry, Guinea; Laboratory for Quality Evaluation and Control, National Institute of Pharmacy, Budapest, Hungary; Central Drugs Laboratory, Kolkata,

India; Provincial Drug and Food Quality Control Laboratory, Yogyakarta, Indonesia; Food and Drugs Control Laboratories, Ministry of Health and Medical Education, Tehran, Iran (Islamic Republic of); Caribbean Regional Drug Testing Laboratory, Kingston, Jamaica; Mission for Essential Drugs and Supplies, Nairobi, Kenya; National Quality Control Laboratory for Drugs and Medical Devices, Nairobi, Kenya; Food and Drug Quality Control Center, Ministry of Health, Vientiane, Lao People's Democratic Republic; Laboratoire de Controle de Qualite des Medicaments, Agence du Medicament de Madagascar, Antananarivo, Madagascar; Centre for Quality Control, National Pharmaceutical Control Bureau, Petaling Jaya, Selangor, Malaysia; Laboratoire National de la Sante du Mali, Bamako, Mali; Laboratoire National de Controle des Medicaments, Rabat, Morocco; Quality Surveillance Laboratory, Windhoek, Namibia; National Medicines Laboratory, Department of Drug Administration, Kathmandu, Nepal; Laboratoire National de Sante Publique et d'Expertise, Niamey, Niger; Central Quality Control Laboratory, Directorate General of Pharmaceutical Affairs and Drug Control, Ministry of Health, Muscat, Oman; Drug Control and Traditional Medicine Division, National Institute of Health, Islamabad, Pakistan; Instituto Especializado de Analisis, Universidad de Panama, Panama; Centro Nacional de Control de Calidad, Instituto Nacional de Salud, Lima, Peru; Bureau of Food and Drugs, Department of Health, Muntinlupa City, Philippines; Laboratory for Quality Control of Medicines, Medicines Agency, Ministry of Health, Chisinau, Republic of Moldova; National Drug and Cosmetic Control Laboratories, Drug Sector, Saudi Food and Drug Authority, Riyadh, Saudi Arabia; Laboratoire National de Controle des Medicaments, Dakar Etoile, Senegal; Pharmaceutical Division, Applied Sciences Group, Health Sciences Authority, Singapore; Centre for Quality Assurance of Medicines, Faculty of Pharmacy, North – West University, Potchefstroom, South Africa; Research Institute for Industrial Pharmacy, North – West University, Potchefstroom, South Africa; National Drug Quality Assurance Laboratory, Ministry of Health, Colombo, Sri Lanka; National Drug Quality Control Laboratory, Directorate General of Pharmacy, Federal Ministry of Health, Khartoum, Sudan; Pharmaceutical Analysis Laboratory, R&D, The School of Pharmacy,

Muhimbili University of Health and Allied Sciences, Dar. es – Salaam, United Republic of Tanzania; Tanzania Food and Drug Authority, Dar – es – Salaam, United Republic of Tanzania; Bureau of Drug and Narcotic, Department of Medical Sciences, Ministry of Public Health, Nonthaburi, Thailand; Laboratoire National de Controle des Medicaments, Tunis, Tunisia; National Drug Quality Control Laboratory, National Drug Authority, Kampala, Uganda; Central Laboratory for Quality Control of Medicines of the Ministry of Health of Ukraine, Kiev, Ukraine; Laboratory of Pharmaceutical Analysis, State Pharmacological Centre, Ministry of Health of Ukraine, Kiev, Ukraine; Laboratorio Control de Productos MSP, Comision Para El Control de Calidad de Medicamentos, Montevideo, Uruguay; Instituto Nacional de Higiene "Rafael Rangel", Caracas, Venezuela; National Institute of Drug Quality Control, Hanoi, Viet Nam; Medicines Control Authority, Control Laboratory of Zimbabwe, Harare, Zimbabwe.

Farmacopea Argentina, Instituto Nacional de Medicamentos, Ciudad Autonoma de Buenos Aires, Buenos Aires, Argentina; Farmacopeia Brasileira, Brasileira, Brazil; British Pharmacopoeia, London, England; Chinese Pharmacopoeia, Beijing, People's Republic of China; Croatian Pharmacopoeia, Zagreb, Croatia; Czech Pharmacopoeia, Prague, Czech Republic; European Pharmacopoeia, European Directorate for the Quality of Medicines and HealthCare, Council of Europe, Strasbourg, France; Finnish Medicines Agency, Helsinki, Finland; Pharmacopee francaise, Agence nationale de securite du medicament et des produits de sante, Saint – Denis, France; German Pharmacopoeia, Bonn, Germany; Hungarian Pharmacopoeia, Budapest, Hungary; Indian Pharmacopoeia, Raj Nagar, Ghaziabad, India; Indonesian Pharmacopoeia, Jakarta, Indonesia; Iranian Pharmacopoeia, Tehran, Iran (Islamic Republic of); Japanese Pharmacopoeia, Tokyo, Japan; Kazakhstan Pharmacopoeia, Almaty, Kazakhstan; Korean Pharmacopoeia, Cheongwon – gun, Chungcheongbuk – do, Republic of Korea; Mexican Pharmacopoeia, Mexico DF, Mexico; Portuguese Pharmacopoeia, Lisbon, Portugal; Russian Pharmacopoeia, Moscow, Russian Federation; Serbian Pharmacopoeia, Belgrade, Serbia; Spanish Pharmacopoeia, Madrid, Spain; Swedish Pharmacopoeia, Uppsala, Sweden; Swiss Pharmacopoeia, Berne, Switzerland; Ukrainian Pharmacopoeia, Kharkov, Ukraine; United States Pharmacopeia, Rockville, MD, USA; Vietnamese Pharmacopoeia, Hanoi, Viet Nam.

WHO Centre Collaborateur pour la Conformite des Medicaments, Laboratoire national de Controle des Produits Pharmaceutiques, Alger, Algeria; WHO Collaborating Centre for Drug Quality Assurance, Therapeutic Goods Administration Laboratories, Woden, ACT, Australia; WHO Collaborating Centre for Drug Quality Assurance, National Institutes for Food and Drug Control, Beijing, People's Republic of China; WHO Collaborating Centre for Research on Bioequivalence Testing of Medicines, Frankfurt am Main, Germany; WHO Collaborating Centre for Drug Information and Quality Assurance, National Institute of Pharmacy, Budapest, Hungary; WHO Collaborating Centre for Quality Assurance of Essential Drugs, Central Drugs Laboratory, Calcutta, India; WHO Collaborating Centre for Regulatory Control of Pharmaceuticals, National Pharmaceutical Control Bureau, Jalan University, Ministry of Health, Petaling Jaya, Malaysia; WHO Collaborating Centre for Medicines Quality Assurance, Pharmaceutical Laboratory, Centre for Analytical Science, Health Sciences Authority, Singapore; WHO Collaborating Centre for Quality Assurance of Medicines, North – West University, Potchefstroom, South Africa; WHO Collaborating Centre for Quality Assurance of Essential Drugs, Bureau of Drug and Narcotic, Department of Medical Sciences, Ministry of Public Health, Nonthaburi, Thailand.

Anti – Counterfeiting Medicines Programme, WHO, Geneva, Switzerland; Blood Products and Related Biologicals Programme, WHO, Geneva, Switzerland; Global Malaria Programme, WHO, Geneva, Switzerland; HIV/AIDS Programme, WHO, Geneva, Switzerland; International Nonproprietary Names Programme, WHO, Geneva, Switzerland; Medicines Access and Rational Use, WHO, Geneva, Switzerland; Medicines Regulatory Support Programme, WHO, Geneva, Switzerland; Office of the Legal Counsel, WHO, Geneva, Switzerland; Prequalification of Medicines Programme, WHO, Geneva, Switzerland; Quality, Assurance and Safety: Medicines, WHO, Geneva, Switzerland; Quality, Safety and Standards, WHO, Geneva, Switzerland; Traditional and Complementary Medicine, WHO, Geneva, Switzerland; WHO Regional Office for Africa, Brazzaville, Congo; WHO Regional Office for the Americas/Pan American Health Organization, Washington,

DC, USA; WHO Regional Office for the Eastern Mediterranean, Cairo, E-gypt; WHO Regional Office for Europe, Copenhagen, Denmark; WHO Regional Office for South – East Asia, New Delhi, India; WHO Regional Office for the Western Pacific, Manila, Philippines.

Mrs T. Abdul Sattar, Acting Director General, Directorate General of Pharmaceutical Affairs and Drug Control, Ministry of Health, Muscat, Oman; Dr F. Abiodun, Benin City, Nigeria; Dr E. Adams, Laboratorium voor Farmaceutische Chemie en Analyse van Geneesmiddelen, Leuven, Belgium; Dr M. Adarkwah – Yiadom, Standard Officer, Ghana Standards Board, Drugs, Cosmetics and Forensic Laboratory Testing Division, Accra, Ghana; Professor I. Addae – Mensah, University of Ghana, Legon, Ghana; Dr K. Agravat, Regulatory Affairs, Unimark Remedies Limited, Ahmedabad, India; Ms R. Ahmad, Centre for Product Registra-tion, National Pharmaceutical Control Bureau, Ministry of Health, Petaling Jaya, Malaysia; Mrs S. Ahmed Jaffar, Directorate General of Pharmaceutical Affairs and Drug Control, Ministry of Health, Muscat, Oman; AMGEN Inc. , Engineering, West Greenwich, RI, USA; Dr C. Anquez Traxler,

European Self – Medication Industry, Brussels, Belgium; Dr H. Arentsen, Regulatory Intelligence and Policy Specialist, Regulatory Devel-opment Strategy, H. Lundbeck A/S, Copenhagen – Valby, Denmark; Astellas Pharma Europe BV, Leiderdorp, the Netherlands; Dr C. Athlan, Quality Reviewer, Swissmedic, Berne, Switzerland; Dr A. Ba, Directeur, Qualite et Developpement, Centrale Humanitaire Medico – Pharmaceu-tique, Clermont – Ferrand, France; Mr N. Banerjee, Cipa Limited, Goa, India; Dr H. Batista, US Food and Drug Administration, Silver Spring, MD, USA; Mr B. Baudrand, OTECI, Paris, France; Dr O. P. Baula, Deputy Director, State Pharmacological Center, Ministry of Health, Kiev, Ukraine; Professor S. A. Bawazir, Head of Drug Sector and Vice – President for Drug Affairs, Saudi Food and Drug Authority, Riyadh, Saudi Arabia; Dr M. G. Beatrice, Vice President, Corporate Regulatory and Quality Science, Abbott, Abbott Park, IL, USA; Dr T. L. Bedane, Drug Administration and Control, Addis Ababa, Ethiopia; Ms T. J. Bell, WHO Focal Point, US Food and Drug Administration, Silver Spring, MD, USA; Dr I. B. G. Bernstein, Director, Pharmacy Affairs, Office of the Commis-sioner/Office of Policy, US Food and Drug Administration, Silver Spring,

MD, USA; Dr L. Besancon, Manager, Scientific and Professional Affairs, International Pharmaceutical Federation, The Hague, the Netherlands; Dr R. P. Best, President and CEO, International Society for Pharmaceutical Engineering, Tampa, FL, USA; Dr A. Bevilacqua, US Pharmacopeia, Bedford, MA, USA; Dr L. Bigger, Regulatory and Scientific Affairs, International Federation of Pharmaceutical Manufacturers Associations, Geneva, Switzerland; Dr J. Bishop III, Review Management Staff, Office of the Director, Center for Biologics Evaluation and Research/FDA, Rockville, MD, USA; Dr L. Bonthuys, Pretoria, South Africa; Mr M. H. Boon, Deputy Director, Overseas Audit Unit . Audit Branch, Audit & Licensing Division, Health Products Regulation Group, Singapore; Professor R. Boudet – Dalbin, Faculte de Pharmacie, Laboratoire de Chimie Therapeutique, Paris, France; Dr S. K. Branch, Acting Group Manager, Special Populations Group, Medicines and Healthcare Products Regulatory Agency, London, England; Dr E. Brendel, Bayer HealthCare AG, Elberfeld, Germany; Dr M. Brits, Deputy Director, WHO Collaborating Centre for the Quality Assurance of Medicines, North – West University, Potchefstroom Campus, Potchefstroom, South Africa; Mr C. Brown, Inspections Enforcement and Standards Division, Medicines and Healthcare Products Regulatory Agency, London, England; Dr W. Bukachi, Project Coordinator, International Affairs, US Pharmacopeia, Rockville, MD, USA; Ms A. Bukirwa, National (Food and) Drug Authority, Kampala, Uganda; Bureau of Drug and Narcotic, Department of Medical Sciences, Ministry of Public Health, Nonthaburi, Thailand; Dr F. Burnett, Managing Director, Pharmaceutical Procurement Service, Organization of Eastern Caribbean States, Casties, St Lucia; Dr W. Cabri, Research and Development, Director, Chemistry and Analytical Development, Sigma – tau Industrie Farmaceutiche Riunite SpA, Pomezia, Italy; Dr. D. Calam, Wiltshire, England; Dr N. Cappuccino, Lambertville, NJ, USA; Dr A. Castro, Regulatory Affairs Director and Senior Pharmacist, Roche Servicios SA, Heredia, Costa Rica; Dr D. Catsoulacos, Scientific Administrator, Manufacturing and Quality Compliance, Compliance and Inspection, European Medicines Agency, London, England; Mr J. – M. Caudron, Braine – le – Chateau, Belgium; Mr P. Cenizo, Southern African Pharmaceutical Regulatory Affairs Association (SAPRAA), Randburg, South Africa; Mr X. Chan, Project Manager,

International Pharmaceutical Federation, The Hague, the Netherlands; Dr B. Chapart, Pharma Review Manager, Global Analytical Development, Sanofi – Aventis Pharma, Anthony, France; Ms Cheah Nuan Ping, Director, Cosmetics & Cigarette Testing Laboratory, Pharmaceutical Division, Applied Sciences Group, Health Sciences Authority, Singapore; Dr X. Chen, Director, Division of Drug Distribution Supervision, State Food and Drug Administration, Beijing, People's Republic of China; Professor Y. Cherrah, Faculte de Medecine et Pharmacie, Rabat, Morocco; Dr Y. H. Choi, Scientific Officer, Korea Food & Drug Administration, Cheongwongun, Chungbuk, Republic of Korea; Cipla Limited, Mumbai, India; Ms I. Clamou, Assistant Manager, Scientific, Technical and Regulatory Affairs, European Federation of Pharmaceutical Industries and Associations, Brussels, Belgium; Dr M. Cooke, Senior Manager, Global Quality, Operations, AstraZeneca, Macclesfield, Cheshire, England; Dr C. Craft, Member, United States Pharmacopeia International Health Expert Committee, Rockville, MD, USA; Dr R. L. Dana, Senior Vice President, Regulatory Affairs and Parenteral Drug Association Training and Research Institute, Parenteral Drug Association, Bethesda, MD, USA; Mr M. M. Das, Barisha, Kolkata, India; Dr J. Daviaud, Senior Pharmaceutical QA Officer, Pharmaceutical Procurement Unit, Global Fund to Fight AIDS, Tuberculosis and Malaria, Geneva, Switzerland; Dr V. Davoust, Quality & Regulatory Policy, Pharmaceutical Sciences, Pfizer Global Research & Development, Paris, France; Professor T. Dekker, Research Institute for Industrial Pharmacy, North – West University, Potchefstroom, South Africa; Dr M. Derecque – Pois, Director General, European Association of Pharmaceutical Full – line Wholesalers, Brussels, Belgium; Professor J. B. Dressman, Institut fur Pharmazeutische Technologie, Biozentrum, Johann Wolfgang Goethe – Universitat, Frankfurt am Main, Germany; Dr A. T. Ducca, Senior Director, Regulatory Affairs, Healthcare Distribution Management Association, Arlington, VA, USA; Dr T. D. Duffy, Lowden International, Tunstall, Richmond, N. Yorks, England; Dr S. Durand – Stamatiadis, Director, Information and Communication, World Self – Medication Industry, Ferney – Voltaire, France; Dr P. Ellis, Director, External Advocacy, Quality Centre of Excellence, GlaxoSmithKline, Brentford, Middlesex, England; European Compliance Academy Foundation, Heidelberg, Germany; European Medicines Agency, London, England; Fedefarma, Ciudad, Guatemala; F. Hoffman – La Roche Ltd, Basel, Switzerland; Dr A. Falodun, Department of Pharmaceutical Chemistry, Faculty of Pharmacy, University of Benin, Benin City, Nigeria; Federal Ministry of Health, Bonn, Germany; Dr E. Fefer, Member, United States Pharmacopeia International Health Expert Committee, Rockville, MD, USA; Dr R. Fendt, Head, Global Regulatory & GMP Compliance Pharma, Care Chemicals Division, BASF, Limburgerhof, Germany; Mr A. Ferreira do Nascimento, Agencia Nacional de Vigilancia, Brasilia, Brazil; Mr M. FitzGerald, European Association of Pharmaceutical Full – line Wholesalers, Brussels, Belgium; Dr A. Flueckiger, Head, Corporate Health Protection, Corporate Safety, Health & Environmental Protection, F. Hoffmann – La Roche, Basel, Switzerland; Dr G. L. France, Head, Q&A Compliance, EU Region, Novartis Consumer Health Services SA, Nyon, Switzerland; Mr T. Fujino, Director, International Affairs, Japan Generic Medicines Association, Tokyo, Japan; Miss Y. Gao, Project Manager, Chinese Pharmacopoeia Commission, Beijing, People's Republic of China; Dr M. Garvin, Senior Director, Scientific and Regulatory Affairs, Pharmaceutical Research and Manufacturers of America, Washington, DC, USA; Dr X. Ge, Senior Analytical Scientist, Pharmaceutical Laboratory, Pharmaceutical Division, Applied Sciences Group, Health Sciences Authority, Singapore; Dr L. Gibril, Compliance Coordinator, Novartis Pharma SAE, Amiria, Cairo, Egypt; Dr F. Giorgi, Research and Development, Analytical Development Manager, Sigma – tau Industrie Farmaceutiche Riunite SpA, Pomezia, Italy; Dr L. Girard, Head, Global Pharmacopoeial Affairs, Novartis Group Quality, Quality Systems and Standards, Basel, Switzerland; GlaxoSmithKline, Brentford, Middlesex, England; GlaxoSmithKline Biologicals SA, Wavre, Belgium; GlaxoSmithKline, Sales Training Centre, Research Triangle Park, NC, USA; Ms J. Gouws, Department of Health, Medicines Control Council, Pretoria, South Africa; Dr M. Goverde, QC Expert Microbiology, Novartis Pharma AG, Basel, Switzerland; Ms R. Govithavatangaphong, Director, Bureau of Drug and Narcotics, Department of Medical Sciences, Ministry of Public Health, Nonthaburi, Thailand; Dr J. Grande, Manager, Regulatory Affairs, McNeil Consumer Healthcare, Markham, England; Dr A. Gray, Senior Lecturer, Department of Therapeutics and Medicines

Management and Consultant Pharmacist, Centre for the AIDS Programme of Research in South Africa (CAPRISA), Nelson R Mandela School of Medicine, University of KwaZulu – Natal, Congella, South Africa; Dr M. Guazzaroni Jacobs, Director, Quality and Regulatory Policy, Pfizer Inc. , New York, NY, USA; Ms N. M. Guerrero Rivas, Instituto Especializado de Analisis, Estafeta Universitaria, Panama, Panama; Guilin Pharmaceutical Company Ltd, Guilin, People's Republic of China; Dr R. Guinet, Agence nationale de securite du medicament et des produits de sante, Saint – Denis, France; Professor R. Guy, Professor of Pharmaceutical Sciences, Department of Pharmacy & Pharmacology, University of Bath, Claverton Down, Bath, England; Dr N. Habib, Director General of Medical Supplies, Ministry of Health, Oman; Dr N. Hamilton, Industrial Quality and Compliance, Industrial Affairs, Sanofi Aventis, West Malling, Kent, England; Dr S. Harada, International Affairs Division, Minister's Secretariat, Ministry of Health, Labour and Welfare, Tokyo, Japan; Dr A. Hawwa, Lecturer in Pharmacy (Medicines in Children), Medical Biology Centre, Queen's University Belfast, Belfast, Northern Ireland; Dr M. Hayes – Bachmeyer, Technical Regulatory Affairs, Pharmaceuticals Division, F. Hoffmann – la Roche, Basel, Switzerland; Mr Y. Hebron, Tanzania Food and Drugs Authority, Dar – es – Salaam, United Republic of Tanzania; Dr G. W. Heddell, Director, Inspection Enforcement & Standards Division, Medicines and Healthcare Products Regulatory Agency, London, England; Dr D. Hege – Voelksen, Swissmedic, Berne, Switzerland; Ms J. Hiep, QA Pharmacist and Auditor, Adcock Ingram, Bryanston, South Africa; Ms M. Hirschhorn, Head, Quality and Chemistry Sector, Comision para el Control de Calidad de Medicamentos (Drug and Control Commission), Montevideo, Uruguay; Professor J. Hoogmartens, Leuven, Belgium; Dr K. Hoppu, Director, Poison Information Centre, Helsinki University Central Hospital, Helsinki, Finland; Dr R. Horder, Abbott, Maidencombe, England; Dr H. Hoseh, Head of Registration Unit, Drug Directorate, Jordan Food and Drug Administration, Jordan; Dr X. Hou, Chemical & Materials, Singapore; Dr N. Ibrahim, National Pharmaceutical Control Bureau, Ministry of Health, Jalan University, Petaling Jaya, Indonesia; Indian Drug Manufacturers' Association, Worli, Mumbai, India; Dr J. Isasi Rocas, Pharmaceutical Chemist, Lima, Peru; Professor R. Jachowicz, Head, Department of Pharmaceutical Technology and Biopharmaceutics, Jagiellonian University Medical College, Faculty of Pharmacy, Krakow, Poland; Ms M. Kira, Consultant, Non – Governmental Organizations and Industry Relations Section, Department of External Relations, World Intellectual Property Organization, Geneva, Switzerland; Dr R. Jahnke, Global Pharma Health Fund e. V. , Frankfurt, Germany; Dr M. James, GlaxoSmithKline, Brentford, Middlesex, England; Dr A. Janssen, Manager, Regulatory Affairs, DMV Fonterra Excipients, Friesland Campina Ingredients Innovation, Goch, Germany; Professor S. Jin, Chief Expert for Pharmaceutical Products, National Institutes for Food and Drug Control, Beijing, People's Republic of China; Dr P. Jones, Director, Analytical Control, Pharmaceutical Sciences, Pfizer Global R&D, Sandwich, England; Dr Y. Juillet, Consultant, Paris, France; Mr D. Junemann, Teaching Assistant; Institut fur Pharmazeutische Technologie, Biozentrum, Johann Wolfgang Goethe – Universitat, Frankfurt am Main, Germany; Ms A. Junttonen, Senior Pharmaceutical Inspector, National Agency for Medicines, Helsinki, Finland; Dr M. Kaplan, Director, Institute for Standardization and Control of Pharmaceuticals, Jerusalem, Israel; Dr M. Karga – Hinds, Director, Barbados Drug Service, Christchurch, Barbados; Dr A. M. Kaukonen, National Agency for Medicines, Helsinki, Finland; Ms H. Kavale, Cipla, Mumbai, India; Dr T. Kawanishi, Deputy Director General, National Institute of Health Sciences, Tokyo, Japan; Dr S. Keitel, Director, European Directorate for the Quality of Medicines and Healthcare, Strasbourg, France; Dr K. Keller, Director and Professor, Federal Ministry of Health, Bonn, Germany; Dr M. Keller, Inspector, Division of Certificates and Licencing, Swissmedic, Berne, Switzerland; Dr L. Kerr, Scientific Operations Adviser, Office of Laboratories and Scientific Services, Therapeutic Goods Administration, Woden, ACT, Australia; Dr M. Khan, Director, Federal Research Center Life Sciences, US Food and Drug Administration, Silver Spring, MD, USA; Professor K. Kimura, Drug Management and Policy, Institute of Medical, Pharmaceutical and Health Sciences, Kanazawa University, Kanazawa – city, Japan; Dr H. Koszegi – Szalai, Head, Department for Quality Assessment and Control, National Institute of Pharmacy, Budapest, Hungary; Dr A. Kovacs, Secretariat, Pharmaceutical Inspection Co – operation Scheme, Geneva, Switzerland; Ms S. Kox, Senior Director Scientific Affairs, European Generic Medicines

Association, Brussels, Belgium; Dr P. Kozarewicz, Scientific Administrator, Quality of Medicines Sector, Human Unit Pre – Authorization, European Medicines Agency, London, England; Dr A. Krauss, Principal Chemist, Office of Laboratories and Scientific Services, Therapeutic Goods Administration, Woden, ACT, Australia; Professor H. G. Kristensen, Vedbaek, Denmark; Mr A. Kupferman, Industry Pharmacist, Strasbourg, France; Professor S. Laer, Institut fur Klinische Pharmazie und Pharmakotherapie, Heinrich – Heine – Universitat, Dusseldorf, Germany; Dr J. – M. Legrand, GlaxoSmithKline Biologicals, Wavre, Belgium; Dr Li H. , Head, Chemical Products Division, Chinese Pharmacopoeia Commission, Beijing, People'~s Republic of China; Dr A. Lodi, Head, Laboratory Department, European Directorate for the Quality of Medicines and HealthCare, Strasbourg, France; Mr M. Lok, Head of Office, Office of Manufacturing Quality, Therapeutic Goods Administration, Woden, ACT, Australia; Ms M. Y. Low, Director, Pharmaceutical Division, Applied Sciences Group, Health Sciences Authority, Singapore; Dr J. C. Lyda, Senior Director, Regulatory Affairs, Parenteral Drug Association Europe, Glienicke/ Berlin, Germany; Mr D. Mader, Compliance Auditor, GlaxoSmithKline, Cape Town, South Africa; Ms G. N. Mahlangu, Director General, Medicines Control Authority of Zimbabwe, Harare, Zimbabwe; Mangalam Drugs and Organics Limited, Mumbai, India; Dr M. Mantri, Bicholim, Goa, India; Dr B. Matthews, Alcon, Hemel Hempstead, Herts, England; Dr Y. Matthews, Regulatory Operations Executive, GE Healthcare, Amersham, Bucks, England; Dr G. McGurk, Executive Inspector, Irish Medicines Board, Dublin, Ireland; Dr A. Mechkovski, Moscow, Russian Federation; Medicines and Healthcare Products Regulatory Agency, Inspection & Standards Division, London, England; Dr M. Mehmandoust, Agence nationale de securite du medicament et des produits de sante, Saint – Denis, France; Dr D. Mehta, Vigilance and Risk Management of Medicines, Medicines and Healthcare Products Regulatory Agency, London, England; Dr M. Mikhail, Fresenius Kabi, Bad – Homburg, Germany; Dr J. H. McB. Miller, Strasbourg, France; Dr O. Milling, Medicines Inspector, Medicines Control Division, Danish Medicines Agency, Copenhagen, Denmark; Dr S. Mills, Pharmaceutical Consultant, Ware, England; Ministry of Health, Muscat, Oman; Ministry of Health, Government of

Pakistan, Islamabad, Pakistan; Ministry of Health and Welfare, Tokyo, Japan; Dr J. Mitchell, GlaxoSmithKline, Belgium; Ms N. H. Mohd Potri, Senior Assistant, Director, GMP and Licensing Division, Centre for Compliance and Licensing, National Pharmaceutical Control Bureau, Ministry of Health Malaysia, Petaling Jaya, Malaysia; Dr J. A. Molzon, Associate Director for International Programs, Center for Drug Evaluation and Research, US Food and Drug Administration, Silver Spring, MD, USA; Dr I. Moore, Product and Quality Assurance Manager, Croda Europe, Snaith, England; Dr J. Morenas, Assistant Director, Inspection and Companies Department, Agence nationale de securite du medicament et des produits de sante, Saint Denis, France; Dr K. Morimoto, Expert, Office of Review Management, Review Planning Division, Pharmaceutical and Medical Devices Agency, Tokyo, Japan; Dr O. Morin, Regulatory and Scientific Affairs, International Federation of Pharmaceutical Manufacturers Associations, Geneva, Switzerland; Dr J. M. Morris, Irish Medicines Board, Dublin, Ireland; Mr T. Moser, Galenica, Berne, Switzerland; Dr A. E. Muhairwe, Executive Secretary and Registrar, National Drug Authority, Kampala, Uganda; Dr. S. Mulbach, Director, Senior Regulatory Counsellor, Vifor Pharma, Glattbrugg, Switzerland; Ms C. Munyimba – Yeta, Director, Inspectorate and Licensing, Pharmaceutical Regulatory Authority, Lusaka, Zambia; Ms N. Nan, Chief Pharmacist, National Institutes for Food and Drug Control, Beijing, People's Republic of China; Miss X. Nan, Project Officer, China Center for Pharmaceutical International Exchange, Beijing, People's Republic of China; Dr E. Narciandi, Head, Technology Transfer Department, Center for Genetic Engineering & Biotechnology, La Havana, Cuba; National Agency of Drug and Food Control, Jakarta Pusat, Indonesia; National Authority of Medicines and Health Products (INFARMED), Directorate for the Evaluation of Medicinal Products, Lisbon, Portugal; National Institute of Drug Quality Control of Vietnam, Hanoi, Viet Nam; Dr R. Neri, Sanofi, Antony, France; Dr E. Nickli. kova, Inspector, State Institute for Drug Control, Prague, Czech Republic; Professor A. Nicolas, Radiopharmacien, Expert analyse, Pharmacie, Hopital Brabois Adultes, Vandoeuvre, France; Dr H. K. Nielsen, Technical Specialist, Essential Medicines, Medicines and Nutrition Centre, UNICEF Supply Division, Copenhagen, Denmark; Dr K. Nodop, Inspections, European Medicines Agency,

London, England; Novartis Group, Novartis Campus, Basel, Switzerland; Professor A. Nunn, Formby, Liverpool, England; Dr A. Ojoo, United Nations Children's Fund, Copenhagen, Denmark; Mr S. O'Neill, Managing Director, The Compliance Group, Dublin, Ireland; Dr L. Oresic, Head, Quality Assurance Department, Croatian Agency for Medicinal Products and Medical Devices, Zagreb, Croatia; Dr P. B. Orhii, Director – General, National Agency for Food and Drug Administration and Control, Abuja, Nigeria; Dr N. Orphanos, International Programs Division, Bureau of Policy, Science, and International Programs, Therapeutic Products Directorate, Health Products & Food Branch, Health Canada, Ottawa, Canada; Professor T. L. Paal, Director – General, National Institute of Pharmacy, Budapest, Hungary; Dr P. R. Pabrai, New Delhi, India; Mrs L. Paleshnuik, President, LP Inc., Amprior, Ontario, Canada; Dr S. Parra, Manager, Generic Drugs Quality Division 1, Bureau of Pharmaceutical Sciences, Therapeutic Products Directorate, Health Canada, Ottawa, Canada; Dr Passek, Federal Ministry of Health, Bonn, Germany; Dr D. B. Patel, Secretary – General, Indian Drug Manufacturers' Association, Mumbai, India; Professor S. Patnala, Professor, Pharmaceutical Analysis and Coordinator, University Instrumentation Facility, KLE University, Belgaum, India; Mr C. Perrin, Pharmacist, International Union Against Tuberculosis and Lung Disease, Paris, France; Dr M. Phadke, Senior Manager, Analytical Research, Ipca Laboratories, Mumbai, India; Pharmaceutical Inspection Co – operation Scheme, Geneva, Switzerland; Dr B. Phillips, Medicines and Healthcare Products Regulatory Agency, London, England; Dr B. Pimentel, European Chemical Industry Council, Brussels, Belgium; Polychromix, Inc., Wilmington, MA, USA; Dr A. Ponten – Engelhardt, Head of Stability Management, Global Quality, Operations, AstraZeneca, Sodertalje, Sweden; Ms A. Poompanich, Bangkok, Thailand; Dr R. Prabhu, Regulatory Affairs Department, Cipla, Mumbai, India; Dr R. P. Prasad, Director, Department of Drug Administration, Kathmandu, Nepal; Ms S. J. Putter, Walmer, Port Elizabeth, South Africa; Ms M. – L. Rabouhans, Chiswick, London, England; Dr A. Rajan, Director, Celogen Lifescience & Technologies, Mumbai, India; Mr T. L. Rauber, Specialist in Health Surveillance, Agencia Nacional de Vigilancia Sanitaria Agency, Brasilia, Brazil; Mr N. Raw, Inspection, Emforcement and Standards Division, Medicines and Healthcare Products Regulatory Agency, London, England; Dr J. – L. Robert, Service du Controle des Medicaments, Laboratoire National de Sante, Luxembourg; Dr S. Ronninger, Global Quality Manager, F. Hoffmann – La Roche, Basel, Switzerland; Dr N. Ruangrittinon, Bureau of Drug and Narcotic Department of Medical Sciences, Ministry of Public Health, Nonthaburi, Thailand; Dr K. A. Russo, Vice President, Small Molecules, United States Pharmacopeia, Rockville, MD, USA; Dr A. P. Sam, Merck, the Netherlands; Dr C. Sanchez, CECMED, Havana, Cuba; Dr L. M. Santos, Scientific Liaison . International Health, The United States Pharmacopeia, Rockville, MD, USA; Dr T. Sasaki, Pharmaceutical and Medical Devices Agency, Tokyo, Japan; Dr J. Satanarayana, Matrix Laboratories, ecunderabad, India; Dr B. Schmauser, Bundesinstitut fur Arzneimittel und Medizinprodukte, Bonn, Germany; Dr A. Schuchmann, Brazil; Dr A. Seiter, Member, United States Pharmacopeia International Health Expert Committee, Rockville, MD, USA; Ms K. Sempf, Teaching Assistant, Institut fur Pharmazeutische Technologie, Biozentrum, Johann Wolfgang Goethe – Universitat, Frankfurt am Main, Germany; Dr U. Shah, Formulation Research Fellow, Cheshire, Merseyside & North Wales LRN, Medicines for Children Research Network, Royal Liverpool Children's NHS Trust, Liverpool, England; Dr R. Shaikh, Pakistan; Dr P. D. Sheth, Vice – President, International Pharmaceutical Federation, New Delhi, India; Ms R. Shimonovitz, Head of Inspectorates, Institute for Standardization and Control of Pharmaceuticals, Ministry of Health, Israel; Dr P. G. Shrotriya, Ambli, Ahmedabad, India; Dr M. Sigonda, Director – General, Tanzania Food and Drugs Authority, Dar – es – Salaam, United Republic of Tanzania; Dr G. N. Singh, Secretary – cum – Scientific Director, Government of India, Central Indian Pharmacopoeia Laboratory, Ministry of Health and Family Welfare, Ghaziabad, India; Dr S. Singh, Professor and Head, Department of Pharmaceutical Analysis, National Institute of Pharmaceutical Education and Research, Nagar, Punjab, India; Ms K. Sinivuo, Senior Researcher and Secretary, National Agency for Medicines, Helsinki, Finland; Dr L. Slamet, Director, Drug Control, General Directorate of Drug and Food Control, Jakarta, Indonesia; Mr D. Smith, Principal Scientist, SSI, Guateng, South Africa; Dr C. Sokhan, Deputy Director, Department of Drug and

Food, Phnom Penh, Cambodia; Dr A. Spreitzhofer, AGES PharmMed, Vienna, Austria; Dr K. Srinivas, Trimulgherry, Secunderabad, India; State Regulatory Agency for Medical Activities, Ministry of Labour, Health and Social Affairs, Tbilisi, Georgia; Dr J. A. Steichen, Manager, Regulatory and Quality Compliance Services, Safis Solutions, LLC, Indianapolis, IN, USA; Dr Y. Stewart, Scientific, Technical and Regulatory Affairs, European Federation of Pharmaceutical Industries and Associations, Brussels, Belgium; Dr L. Stoppa, Agenzia Italiana del Farmaco, Rome, Italy; Dr R. W. Stringham, Scientific Director, Drug Access Team, Clinton Health Access Initiative, Boston, MA, USA; Dr N. Sullivan, Director, Sensapharm, Sunderland, England; Mr Philip Sumner, Pfizer Global Engineering, USA; Dr S. Sur, Kiev, Ukraine; Dr E. Swanepoel, Head, Operations, Research Institute for Industrial Pharmacy, North – West University, Potchefstroom, South Africa; Professor M. Sznitowska, Department of Pharmaceutical Technology, Medical University of Gdansk, Gdansk, Poland; Dr D. Teitz, Manager, Bristol – Myers Squibb Company, New Brunswick, NJ, USA; Teva API Division, Petah Tiqva, Israel; Dr N. Thao, National Institute of Drug Quality Control, Hanoi, Viet Nam; Dr B. B. Thapa, Chief Drug Administrator, Department of Drug Administration, Ministry of Health and Population, Kathmandu, Nepal; Dr R. Torano, Pharmacopoeial Technical Expert, Glaxo SmithKline, Co. Durham, England; Ms M. Treebamroong, Senior Pharmacist, Drug Quality and Safety, Department of Medical Sciences, Bureau of Drug and Narcotic, Ministry of Public Health, Nonthaburi, Thailand; Mr R. Tribe, Holder, ACT, Australia; Associate Professor Trinh Van Lau, Director, National Institute of Drug Quality Control, Hanoi, Viet Nam; Professor Tu Guoshi, National Institute for the Control of Pharmaceutical and Biological Products, Ministry of Public Health, Beijing, People's Republic of China; Dr C. Tuleu, Senior Lecturer and Deputy Director, Department of Pharmaceutics and Centre for Paediatric Pharmacy Research, School of Pharmacy, University of London, London, England; Dr Richard Turner, British Pharmacopoeia Commission, Medicines and Healthcare Products Regulatory Agency, London, England; United States of America Food and Drug Administration, Center for Drug Evaluation and Research, Silver Spring, MD,

USA; United States of America Food and Drug Administration, Office of Pediatric Therapeutics, Office of the Commissioner, Rockville, MD, USA; Ms E. Uramis, GMP Advisor, Oficina Central Polo Cientifico, La Havana, Cuba; Dr A. R. T. Utami, National Agency for Drugs and Food Control, Jakarta Pusat, Indonesia; Mrs M. Vallender, Editor – in – Chief, British Pharmacopoeia Commission Secretariat, London, England; Mr M. van Bruggen, EU Liaison . Regulatory Intelligence, F. Hoffmann – La Roche, Basel, Switzerland; Mr F. Vandendriessche, Merck, Sharp and Dohme Europe, Brussels, Belgium; Dr J. E. van Oudtshoorn, Pretoria, South Africa; Dr A. J. van Zyl, Cape Town, South Africa; Mr A. Vezali Montai, Specialist in Regulation and GMP, Agencia Nacional de Vigilancia, Brasilia, Brazil; Mrs L. Vignoli, Regulatory Affairs, Pharmaceuticals and Cosmetics, Roquette Cie, Lestren, France; Dr O. del Rosario Villalva Rojas, Executive Director, Quality Control Laboratories, National Quality Control Center, National Institute of Health, Lima, Peru; Mr L. Viornery, Agence nationale de securite du medicament et des produits de sante, Saint Denis, France; Dr L. Virgili, USA; Mr Wang Ju, Deputy Commissioner, Dalian Food and Drug Administration, Dalian, Liaoning, People's Republic of China; Mr P. Wang, Deputy Secretary – General, Chinese Pharmacopoeia Commission, Beijing, People's Republic of China; Dr G. Wang'ang'a, Head, Microbiological and Medical Devices Units, National Quality Control Laboratory, Nairobi, Kenya; Dr A. Ward, Regulatory Affairs, Avecia Vaccines, Billingham, England; Dr D. Waters, Acting Scientific Operations Advisor, Office of Laboratories and Scientific Services, Therapeutic Goods Administration, Woden, ACT, Australia; Dr W. Watson, Associate Manager, CMC Regulatory Affairs, Gilead Sciences International, Cambridge, England; Dr D. E. Webber, Director – General, World Self – Medication Industry, Ferney – Voltaire, France; Professor W. Wieniawski, Polish Pharmaceutical Society, Warsaw, Poland; Dr S. Wolfgang, US Food and Drug Administration, Silver Spring, MD, USA; Mr E. Wondemagegnehu Biwota, Addis Ababa, Ethiopia; World Self – Medication Industry, Ferney – Voltaire, France; Dr B. Wright, Group Manager, GMP/GDP, North East Region, Medicines Inspectorate, Medicines and Healthcare Products Regulatory Agency, York, England; Ms X. Wu, Counsellor, Intellectual Property Division,

World Trade Organization, Geneva, Switzerland; Professor Z. – Y. Yang, Guangzhou Municipal Institute for Drug Control, Guangzhou, People's Republic of China; Professor Z. – Y. Yang, Member, United States Pharmacopeia International Health Expert Committee, Rockville, MD, USA; Dr D. Yi, Scientist, US Pharmacopeia, Rockville, MD, USA; Dr H. Yusufu, National Agency for Food and Drug Administration and Control, Abuja, Nigeria; Dr M. Zahn, Keltern, Germany; Dr H. Zhang, GMP Department Head, Center for Certification & Evaluation, Shanghai Food and Drug Administration, Shanghai, People's Republic of China; Dr T. Zimmer, CD Safety, Quality & Environmental Protection, Boehringer Ingelheim, Ingelheim, Germany; Dr N. Zvolinska, Deputy Director, Pharmaceutical Department, State Pharmacological Centre, Ministry of Health, Kiev, Ukraine; Mrs M. Zweygarth, Consultant, Geneva, Switzerland.

附录

附录1 国际化学对照品的审批程序

背景

2010年，世界卫生组织药品标准专家委员会第45次会议通过了国际化学对照品（ICRS）的审批程序[1]。根据该程序，国际化学对照品（ICRS）协作中心完成候选原料的标化工作，协作实验室协助秘书处对标化报告进行审核后，由协作中心签发对照品报告。如果按照化学对照品建立、管理及发放的一般指导原则[2]对候选对照品原料进行了标化，并证明该候选原料符合要求，在协作研究实验室的协助下，秘书处将临时批准该ICRS。根据该程序，在药品标准专家委员会会议期间，秘书处将向药品标准专家委员会提交国际化学对照品报告，请专家委员会批准该报告。在临时批准后，协作中心即启动该ICRS的发放。

新的审批程序加快了新国际化学对照品的建立并使WHO对急需的ICRS能够做出快速响应。但是，新的审批程序并没有明确规定什么人或部门在什么节点对ICRS的发放负责。因此，专家委员会通过了新的审批程序（图1）。

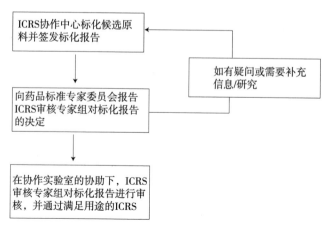

图1 ICRS 新审批程序

新审批程序

  完成对照品候选原料的标化后，ICRS 协作中心向新成立的 ICRS 审核专家组（ICRS Board）提交 ICRS 标化报告，该专家组由 3 名专家及一名秘书处代表组成。ICRS 审核专家组代表药品标准专家委员会对 ICRS 进行审核，当审核专家组认为 ICRS 候选原料满足使用要求时，将作出批准的决定。当专家组对 ICRS 候选原料有疑问或在深入审核中认为需要提供补充信息或研究时，秘书处将联系协作中心。ICRS 专家组将根据协作中心提交的反馈信息，做出最终决定。

  在随后的药品标准专家委员会会议上，将向药品标准专家委员会专家报告新批准的 ICRS 情况。

参 考 资 料

［1］ Release procedure of International Chemical Reference Substances. In：WHO Expert Committee on Specifications for Pharmaceutical Preparations. Forty – fifth report. Geneva，World Health Organization，2011，Annex 1（WHO Technical Report Series，No. 961）.

［2］ General guidelines for the establishment，maintenance and distribution of chemical reference substances. In：WHO Expert Committee on Specifications for Pharmaceutical Preparations. Forty – first report. Geneva，World Health Organization，2001，Annex 3（WHO Technical Report Series，No. 943）.

附录 2　世界卫生组织质量风险管理指导原则

1 简介

1.1 背景和范围

在大多数符合药品生产质量管理规范（Good Manufacturing Practices, GMP）[1,2]（包括验证）的国家，通过药品监管活动和检查，以及对产品生命周期供应链的控制，已保证风险在很大程度上得到控制。然而，控制效果较差时，药品生产过程的质量不足，可能使患者经受风险。关于具体的产品和起始物料的风险评估，以及生产或分销的特定阶段的危险识别，应允许药品监管部门在他们可利用资源的范围内通过提高其活动的有效性以加强控制。质量风险管理（Quality Risk Management, QRM）是一种与所有国家相关的控制程序，应当提供对风险的合理的理解，并且通过适当的和严格的控制降低风险。

本指南的目的是协助建立和实施有效的质量风险管理，涵盖研究和开发、物料采购、生产、包装、检验、存储和分销活动。危害分析和关键控制点（Hazard Analysis and Critical Control Point, HACCP）方法，是一种传统用于食品安全管理并扩展应用到其他行业的系统方法，已经成为 WHO 对于医药行业风险管理指南的基础[3]。

近年来，一种与医药行业更为相关，描述了医药行业全部范围的 QRM，且比 HACCP 原则更为有效的国际指南[2,4~7]已经出现了，这部指南还包含了如何采用基于风险的方法制定监管文件。因此，参考这一新指南，制定了 WHO 指南，作为世界卫生组织对制药业的最新建议。

为了在药品的质量、安全性和有效性方面保护患者，各国的药品管理机构（Medicines Regulatory Authorities, MRAs）都建议药品生产商对产品生命周期的管理采取基于风险的方法。对于特定领域，一些 MRAs 已经明确要求在药品的生命周期中采用基于风险的方法，例如无菌产品生产的环境监测。QRM 活动的水平和相关文件的程度将随着产品从早期开发到日常生产的发展而发展。

QRM 是一个整体和持续的过程，在整个产品生命周期对产品质量做适当的风险管理，以实现获益－风险的最佳平衡。这是一种对药品质量的风险进行评估、控制、沟通和审核的系统程序。

它可以是主动性的和回顾性的。

虽然用于支持 QRM 的工具是可以选择的，也可能发生变化，但所选择的工具对于预期的目的而言应是适当的。

QRM 方法的应用，对于 MRAs 和药品生产商[8]都有潜在的机会，总结如下。

■ 质量风险管理（QRM）的原则 MRAs 和药品生产商都可以应用：

－ MRAs：基于风险的系统的、结构性的审核和核查计划。对材料的审核和检查的程序也可以在一种协调和协同的模式下开展。

－ 生产商：设计、开发、制造及分销，即药品的生命周期。QRM 应该是制药质量体系（Quality System，QS）的一个组成部分。

■ 基于科学的决策可以嵌入到质量风险管理程序中：

－ MRAs：关于审查、检查或检查频率的决定应考虑产品的风险和生产商 GMP 合规的情况。如果了解企业建立了基于 QRM 的决策体系，MRAs 也许可以接受残余风险。

－ 生产商：关于质量决定和书面承诺，可以基于一种对于工艺和 QRM（当使用质量源于设计的方法，以及适当的情况下使用其他方法时）基于科学的理解的基础上做出。其有效的应用应为生产商提供更大的自由来决定如何遵守 GMP 原则，因此，应鼓励创新。

关注关键质量属性和关键工艺参数的工艺控制策略。

■ 将资源集中于患者的风险：

－ MRAs：QRM 可以用来决定最佳的检查资源分配，无论是在产品类型还是某个检查具体关注的领域方面。这使得最重大的健康风险能得到最有效率和效果的审查。与 GMP 合规记录良好的生产商相比，那些以往在 GMP 合规方面做得不好的生产商将得到更严密和更频繁的现场核查。

－ 生产商：基于科学决策模式下的质量风险评估，可以让产品的质量、安全和有效性得到保证，最终与保护患者联系起来。始终关注患者并将其视为企业所有活动的首要的利益相关者，在不牺牲质量的前提下生产经济有效的药品，应该是一种值得鼓励的企业文化。

■ 避免受限且不必要的做法：

－ MRAs：监管机构的审查应考虑患者可能面临的风险水平。

生产商的改进和创新应该得到鼓励。

－生产商：企业通常设计了为降低商业风险而对变更进行限制的体系，其实这种变更应该在公司的质量管理体系内进行管理。支持创新以及在生产和技术上采用最新的科学进展。可以取消不必要的检验，例如，实时放行的检验。

■ 使沟通更便利和清晰：

－MRAs：更好地与药品生产商对话，更加清楚地与业界和公众沟通如何基于患者的风险调整检查的程序。MRAs 的信息共享将有助于建立更好的全球化的风险管理办法。

－生产商：矩阵团队的方式，通过基于科学的决策与利益相关者保持沟通。专注于产品和患者，这将建立一种互相信任的文化和一种"利益共同体"的心态。

这些准则与其他当前国际指南对这个问题的总体框架的描述是一致的。

1.2 质量风险管理的原则

风险管理中没有必要一定使用正式的风险管理程序［使用认可的工具和（或）内部程序，例如标准操作程序（Standard Operating Procedures，SOPs）］，而且它们也并不总是合适的。使用一个非正式的风险管理程序（使用经验性的工具或内部的程序），也被认为是可以接受的。

QRM 的两个主要原则是：

■ 质量风险的评价应基于科学的知识，并最终与保护患者相关联。

■ 质量风险管理投入的程度、形式和文件应该与风险级别相适应。

除了以上两个原则，以下原则也是质量风险管理方法的一部分：

■ 在应用中，质量风险管理方法的应用程序应该是动态的、不断更新的并且与变化相适应的。

■ 持续改进的能力应嵌入质量风险管理的过程中。

本指南描述世界卫生组织关于 QRM 的方法，使用了 ICH Q9[6] 的概念，如图 1 所示。框图中所示内容的重点部分可能因具体情况的不同而不同，但一个好的风险管理程序应该包含对于其中所有元素的考虑，并且其细节程度与特定的风险相适应。

图1：典型的质量风险管理过程概述

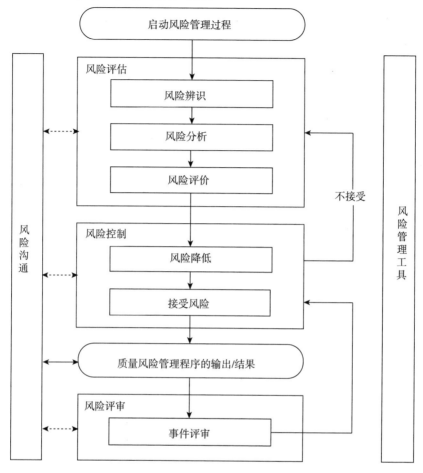

图 1 典型的质量风险管理过程概述

转自参考资料5：ICH Q9：质量风险管理

上图未列出决策点，因为决策在整个过程中的任何点都可以发生。决策可能是：

■ 返回到上一步，并进一步寻求信息；

■ 调整风险模型；

■ 根据支持信息决定终止风险管理程序。

指南中所描述的方法可用于：

■ 系统地分析产品和工艺，以确保用到了最好的科学依据以提高成功的概率；

■ 确定与需要理解的工艺相关的重要的知识差距，以正确地识别风险；

■ 提供与 QRM 活动中涉及的所有相关方最佳的沟通程序；

■ 促进工艺知识和产品开发历史的转移，以简化产品在整个生命周期中的进展，并补充已有的产品知识；

■ 使制药行业采用基于风险的方法获得发展，如监管指南[4~6]所述。QRM 的产出可能作为参考文件，以支持注册申报中的产品开发和控制策略的讨论。

在开发早期，QRM 的目标可能是获得足够的产品和工艺知识，以根据目标产品质量特性（Quality Target Product Profile，QTPP）评估与药物制剂成品（Finished Pharmaceutical Product，FPP）的处方开发相关的风险。在识别风险和知识差距时，QRM 在主动实现风险优先级排序和减轻风险方面发挥着重要作用。其目标是在 FPP 的开发中实现产品和工艺知识的最大化并规避风险。

随着 FPP 开发的进展，除了支持开发，QRM 的目的是确定和管理生物利用度、安全性、有效性和产品质量的风险。产品开发过程中的 QRM 应该从工艺参数和质量属性中识别出关键工艺参数（Critical Process Parameters，CPP）和关键质量属性（Critical Quality Attributes，CQA），从而有助于定义和完善其控制策略。

长期的产品开发过程必然是复杂的，需要在公司内部以及在必要时与外部利益相关者，如 MRAs 不断交换数据、决定和更新。产品开发和质量风险管理的一个重要方面是有效和安全的知识管理和文件系统的维护。这样的系统必须有助于与利益相关者进行清楚的沟通并突出关键的问题，还必须包括一个组织良好的档案管理。显然，能够有效地组织各种数据和信息，然后在有更新和进一步评价的需要时，例如，出于工艺验证的目的，去检索，做到这一点将是非常有益的。

最后，应该指出的是，QRM 活动关注产品/工艺的开发和产品制造，最终确保可靠、安全和有效的 FPP。

2 术语表

下面给出的定义适用于指南中使用的术语。在其他文献中，它们可能有不同的含义。

控制策略

从对于当前产品和工艺的理解中获得的确保工艺性能和产品质量的一组控制方案。这种控制可以包括如下参数和特性：活性药物成分（Active Pharmaceutical Ingredients，API）、药物制剂成品（FPP）的物料和组成、设施和设备的操作条件、过程控制、成品规格以及相关的监测和控制的方法和频率。

关键质量属性（CQA）

处于合适的限度、范围或分布状态，确保符合期望的产品质量的物理、化学、生物或微生物的属性或特性。

失效模式

可能导致一个程序或子程序无法提供预期的结果的不同情况。

失效模式、效应与关键性分析（Failure Mode，Effects and Criticality Analysis，FMECA）

一个系统的识别和预防产品和工艺问题的方法。

药物制剂成品（FPP）

已完成生产各个阶段工序的成品制剂，包括其最后的包装和标签。

正式实验设计

用于确定影响工艺的因素与工艺产出之间关系的一种结构化，有组织的方法，也称为"实验设计"。

发生

一个固定的时间框架内负面事件发生的概率。

药品

用于人或兽用的任何材料或产品，以其成品剂型或以用于这种剂型的起始材料的形式呈现，受出口国和（或）进口国的药物法规的控制。

药品目标质量特性（PPTP）

关于 FPP 的目标属性的定义，包括剂型、规格、给药途径和相关的药物释放和药代动力学要求。

计划的风险评估

在一项活动之前或者任何工作或进一步的工作开展之前进行的评估。这将能够保证活动的质量并降低风险，例如，设计用于制造细胞毒性产品的高密闭设施。

工艺耐用性

能够容忍物料、工艺和设备的变化，而不会对质量产生负面影响的工艺能力。

确证

证明和记录任何厂房、系统和设备已正确安装和（或）正常工作并产生预期结果的行动。确证通常是验证的一部分（初始阶段），但单独的确认步骤并不构成工艺验证。

关键质量工艺参数

可能会影响关键质量属性的工艺参数。

质量风险管理

在整个产品生命周期中评估、控制、沟通和回顾药品质量风险的系统的过程。

风险

发生伤害的概率和伤害的严重程度的结合。

风险分析

对已识别的危害相关的风险的估计。

风险评估

组织信息以支持在风险管理过程中做出风险决策的系统过程。包括识别危害和评估与这些危害相关的风险。

风险控制

决策者和其他利益相关者之间风险和风险管理信息的共享。

风险评价

使用定量或定性量表将估计风险与给定风险标准进行比较，以确定风险的严重程度。

风险识别

系统地使用信息来识别涉及风险问题或问题描述的潜在危害（危险）源。

风险优先数（Pisk Priority Number，RPN）

对于一个指定的过程或过程步骤的风险的数值评估，属于故障模式影响分析（Failure Mode Effects Analysis，FMEA）的一部分。每种故障模式都会获得一个数字分数，量化发生的可能性、检测的可能性和影响的严重程度。这三个分数的乘积是该故障模式的 RPN。RPN ＝严重等级×发生等级×检测等级。

风险评审

考虑（如果可能）运用关于风险的新的知识和经验来评审或监测风险管理过程的输出或结果。

利益相关者

任何可能产生影响、受到影响或认为自己受到风险影响的个人、团体或组织。主要利益相关者是患者、医疗保健专业人员、MRAs 和制药行业。

计划外风险评估

对已经发生的情况的影响的评估，例如对偏离正常工作方法的一个偏差的影响的评估。

验证

证明任何程序、过程、设备、物料、活动或系统实际上导致预期结果的文件化的行为。

确认

除监测外，还应用方法、程序、测试和其他评价来确定对质量风险管理活动的符合情况。

3　质量风险管理流程

3.1　启动 QRM 程序

QRM 活动应使用旨在协调、促进和改进基于科学的风险决策的系统化的程序来进行。启动和规划 QRM 程序可能采取的步骤包括以下方面[5]：

■ 对问题和（或）风险问题的定义，包括相关的假设以识别潜在风险；

■ 收集与风险评估相关的潜在危险、危害或人员健康影响的背景信息和（或）数据；

■ 确定一个领导者和必要的资源；

■ 指定风险管理过程的时间表，可交付成果和适当的决策机制。

内部 SOP 应定义步骤、利益相关者、角色和职责（治理和管理职责）。

3.2　QRM 相关人员

执行方，即药品生产商或监管机构，应确保具有适当的特定产品知识和专业知识的人员，以确保有效规划和完成 QRM 活动。这可以通过根据 4.2 节提供的指导组建一个多学科的团队来实现。

委任的人员应该能够：

■ 进行风险分析；

■ 识别和分析潜在的风险；

■ 评估风险，确定哪些应该受到控制，哪些是可以接受的；

■ 建议和实施充足的风险控制措施；

■ 制定风险评审、监测和确认的程序；

■ 考虑相关或类似产品和（或）工艺的风险的影响。

QRM 活动应该定义并记录在案。

3.3 产品和工艺知识

QRM 应基于有关的产品或工艺的知识，根据产品生命周期的阶段来开展。

一个涵盖需评估工艺的所有操作和控制的流程图可能会有所帮助。当对一个给定的操作进行 QRM 时，还应考虑该操作之前和之后的步骤。块类型图可以是充分描述性的。流程图的修改可以适时进行，并应记录在案。

3.4 风险评估

进行风险评估时，除了对质量的关注，还需要考虑到安全性和有效性。

评估时，应列出在进行所评估的活动时合理预期可能会发生的所有风险。这通常在风险评估首次开展，即启动时进行以及当发生变化或问题时进行，也可以在现有程序中进行。应进行分析，以确定重大的风险得到消除或者降低到可接受的水平。

需要进行彻底的风险评估，以确保有效的风险控制。风险评估应评审物料、操作、设备、仓储、分销和产品的用途。通常，应制定可能在各个区域引入、增加或控制的潜在风险（生物、化学和物理）的清单。在风险评估中，应解决以下基本问题：

■ 什么可能出问题？

■ 可能的风险的本质是什么？

■ 它们发生的概率是什么，是否能被轻易检测出？

■ 后果如何（严重性）？

然后，应确定通过 QRM 活动以及控制措施（若有，对每项风险都应该制定），应该解决哪些潜在的风险。如果在一个步骤中识别出一个风险，而且为了保证安全该风险必须得到控制，但是在该步骤或任何其他步骤中不存在控制措施，那么，应对该产品或工艺的这个步骤进行调整，或者在较早或较晚的步骤中进行调整以包含这种控制措施。可能需要一个以上的控制措施来控制某个特定风险，同时，某个特定的控制措施也可能控制多个风险。

风险评估方法的选择在第 5 节描述。

可以通过使用决策树来辅助风险评估，这有助于采用一种符合逻辑的方法。决策树的使用方式取决于相关的操作，例如，生产、包装、返工、储存或经销。关于 QRM 工具的最佳使用将在第 5 节进一步讨论。

通常情况下，应考虑以下潜在的风险：

- 物料及成分；
- 物理特性和产品配方；
- 工艺过程；
- 微生物限度（如适用）；
- 厂房；
- 设备；
- 包装；
- 清洁与卫生；
- 人员（人为错误）；
- 公用设施；
- 供应链。

风险评估的结果要么是风险的定量估计（数值概率），要么是风险等级的定性描述（例如高、中、低），并且可能与风险矩阵有关（见第 5 节）。评分系统和缓解风险的行动的触发点是主观的，因此评分分类的依据和规则应尽可能详细地定义。如果风险评分和触发行动得到事实证据的支持，那么需要采取什么样的缓解措施应该更加明确 – 缓解措施与评分同等重要。在解读事实证据时应该使用专业的判断，但必须有理由。

风险评估的记录应保存。

QRM 的期望是评估对于产品质量和患者的风险，然后管理这些风险，使其保持在可接受的水平。公司应当评估其控制系统并实施适当的控制手段以确保产品质量和患者安全。QRM 中的一个重要原则是在实际可行的情况下，当过程尚未进行时进行风险研究或者预先消除这些风险。仅为实现成本节约却可能会损害患者利益的风险评估和缓解措施是不可接受的[9]。

3.5 风险控制

风险控制是一个旨在减少和（或）接受风险的决策活动。它通常发生在风险评估之后，并在最基本的层面，其目的是为了将风险降低到可接受的水平。

风险控制活动过程中应该询问以下关键问题：

- 可以做什么，以减少或消除风险？

- 利益、风险和资源之间的适当平衡是什么？
- 当对已识别的风险进行控制时是否引入了新的风险？

风险控制可以包括：

- 不进行有风险的活动；
- 承担风险；
- 消除风险源；
- 改变风险的可能性；
- 改变风险的后果；
- 与另一方分担风险（如合约商）；
- 通过决策保留风险。

风险控制活动通常包含识别可能降低或控制与故障模式或负面事件相关的风险的控制措施和方法。风险控制活动可用于确定某些控制的关键过程参数、如何监控它们，以及此类控制可能需要的验收和验证级别（如果有）。

如果进行风险评估并采取了风险控制措施，则应记录在案。如果对正在进行的活动进行风险评估，则应对其进行定期评审，评审的频率应当与所进行的活动的特性相适应。

根据风险的关键性或水平，应制定具体的纠正措施，以防止当已经制定的风险控制措施出现偏离的情况下风险再次发生，特别是对于高风险。这些措施应确保根据既定的偏差处理程序尽快控制风险。

应当事先针对每个已识别的风险制定具体的纠正措施，包括发生偏差时应采取的措施以及负责实施纠正措施的人员。应记录并保存所采取行动的记录。

3.6 风险评审

应当建立适当的系统，以确保 QRM 的结果能够得到定期的监测和评审，以评估可能对原始的 QRM 决定可能产生影响的新的信息。此类变更包括控制系统的变更、设备和工艺的变更、供应商或合约商的变更以及组织结构调整。

监测是对于特定风险控制措施是否处于可接受限度的有计划的测量或观察。监测应该被记录。

与风险评审相关的所有记录和文件应由执行评审的人员和公司质量部门负责人签署并注明日期。

3.7 QRM 程序和方法的确认

一旦投入生产，QRM 文件可以纳入到质量系统中，用于为产品工艺提供信息。

所建立的 QRM 程序和方法需要进行确认。确认和检查的方法、步骤以及包括随机取样和分析的测试，可用于判定 QRM 程序是否运行正常。确认的频率应足以保证 QRM 程序的正常运行。

确认活动包括：

- 评审 QRM 程序和记录；
- 评审偏差和产品处置（管理控制）；
- 确认已识别的风险处于受控状态。

对计划的 QRM 活动进行确认是必要的，以确认它们在科学和技术上是否合理，是否已识别所有风险，并且如果 QRM 活动得到正确的实施，风险是否将得到有效控制。

确认 QRM 程序的信息应包括：

- 专家意见和科学的研究；
- 现场观察、检查和评价。

随后的确认应由一个 QRM 团队或独立专家根据需要进行并记录。例如，当出现不明原因的系统故障时，当产品、工艺或包装发生重大变更或者识别出新的风险时，可能需要进行确认。在可能的情况下，确认应包括证明 QRM 活动所有要素的有效性的行动。

此外，借助独立第三方对 QRM 过程和应用 QRM 的具体实例进行全面的评审可能是有用的。这将包括对风险分析、QRM 过程中的每个要素及其应用的技术评价以及对所有流程图、QRM 活动操作的适当记录的现场审查。这种全面的确认独立于其他确认程序，应该得到执行以确保 QRM 程序能够使风险得到有效控制。如果综合确认的结果发现缺陷，应当根据需要修改 QRM 程序。

执行确认的人员应该具有适当的技术专长来执行这一任务。

3.8 风险沟通和文件

QRM 的沟通应包括关键利益相关者。让关键利益相关者参与风险评估数据的收集和风险控制决策的过程，将确保他们对于 QRM 的肯定和支持。QRM 的结果和相应的确定合适的方法所进行的风险分析应该被记录并由公司的质量部门和管理人员签署。此外，应将此信息传达给利益相关者，以便他们了解情况并确保获得他们的支持。

每个风险评估都应该有一份报告，但所需的努力程度、报告以及必要的记录的形式要求将与风险的等级水平相对应[2]。

关于风险评估的结论，用于降低风险的控制措施应将患者可能面临的安全风险降至可接受的水平，也可理解为实际上不存在任何风险。对风险的容忍度在很大程度上取决于环境、与患者联系的密切程度以及在产品到达患者之前是否有能够对评估作出响应的可能的其他控制措施[2]。期望在任何可能对患者安全构成风险的地方制定和实施风险缓解的计划。公司应该具有整体的观念，并且注意当系统中同时出现多个故障时经常会出现重大的问题，因此风险缓解计划应该具有足够的耐用性以涵盖这种情况。检查员应该注意评价风险评估中是否低估了事件发生的可能性以及高估了事件被检测的能力，从而造成低估了患者的风险。书面材料背后的事实证据应该对检查员提出挑战更为有力。

应记录公司执行的所有风险评估。文件体系应列出并跟踪组织所识别的所有关键风险，并总结风险如何得到缓解。应清晰列出风险评估的参考文献，并且已进行的风险评估清单应该得到保存。应该有一个管理流程来评审 QRM，这可以纳入质量管理评审流程。

4 QRM 在制药中的应用

4.1 培训和教育

对企业、MRAs 和大学相关人员进行 QRM 原则和应用的培训对其有效实施至关重要。企业员工应该了解 QRM 是什么，拥有必要的正确应用的技能，并获得适当的资源，以确保 QRM 原则的有效实施。

在制定支持 QRM 活动的培训计划时，应制定工作指导和程序，明确策略并确定参与这些活动的所有人员的职责。应根据需要提供具体培训，以提高认识。负责管理和评审风险的工作人员应接受相关程序的正式培训。

生产者、贸易商和监管机构之间的合作至关重要。应为企业人员和 MRAs 提供联合培训的机会，以鼓励和保持持续对话并在 QRM 的实际应用中创造互相理解的氛围。

QRM 的成功取决于教育和培训管理层和员工了解 QRM 在药

品生产和供应安全方面的重要性。

4.2　责任

QRM 的成功应用取决于所有参与 QRM 活动的人员对责任的清晰理解。建议制定一个指定职责和责任的职能矩阵，并与所有相关人员共享。

药品生产商应确保具有适当的知识和专长，以有效规划和完成 QRM 活动。QRM 活动通常（但并非总是）由跨学科矩阵式团队承担。当团队成立时，他们应该包括来自相应领域的专家（例如质量部门、产品开发、工程、法规事务、生产运营、统计、临床和其他，如销售、市场或法律，如适用）以及熟悉 QRM 程序的人员。

在这方面，外部顾问可以参加 QRM 矩阵式团队，他们可以提供特定的专长或知识。他们的作用应该合理且明确，并且必须理解由此产生的责任。在承担 GMP 责任的情况下，与顾问签订技术协议或其他同等文件可能是适当的。

同样，合同工作人员可能参与领导或参与风险评估，例如，合同受权人。他们的参与程度、职责和责任必须记录在有关个人和制药公司之间的技术协议或其他同等文件中。关于受权人，重要的是在公司的内部程序中明确风险接受文件的最终批准的责任。

对矩阵式团队有效的领导需要负责协调组织各个职能部门的 QRM，并确保 QRM 活动得到充分地定义、计划、资源准备、部署和评审。领导者和团队需要确定实施 QRM 活动所需的关键资源，并指定 QRM 的时间表、可交付成果和适当的决策级别。

4.3　产品开发中 QRM 的应用

QRM 程序的应用随着产品开发的各个阶段而演变。

一旦确定了 QTPP，并且完成候选药物的处方前工作，就应该开展首次 QRM。在项目的这个阶段，知识可能还存在重大差距。因此，应用适合于这种情况的风险工具非常重要。它们可能包括：

- 因果图（也称为石川图或鱼骨图）；
- 流程图〔例如输入 – 处理 – 输出（IPO）〕；
- 决策树；
- 故障树分析；

■ 关系矩阵。

随着产品进入后期开发阶段，应考虑对活性药物成分（API）和 FPP 相关的风险进行更详细的分析。风险将涵盖与稳定性、生物利用度和患者安全相关的问题，包括生产工艺对这些方面的任何挑战（包括，例如 API 在某些特定工艺条件下的晶型转换）。

随着产品知识的进步，可以考虑执行更具体的 QRM，将注意力集中于被认为具有更高风险级别的领域。随着产品的关键质量属性（CQA）被明确定义，每种输入材料（API、辅料、任何装置或包装成分）和每个二级产品单元操作可能产生的潜在风险都可以被调查。

最终，对于开发的 FPP，日益全面的风险评估将支持对产品的透彻理解，并使所有关键变量得以识别、理解和控制。

4.4 QRM 在验证和确证中的应用

为了与 QRM 的原则保持一致，本指南建议工艺验证应包含已经提到过的产品生命周期的概念。因此，从开发到全批量生产，工艺验证活动应该涉及生成和评估整个工艺的数据，这将提供一种基于科学的保证，确保在生产操作中始终如一地提供优质产品[9,10]。

重要的是要强调科学保证的建立从早期的开发阶段就开始了。它是通过合理的实验设计以及从产品和工艺的开发到商业化生产阶段过程中数据的充分评估而获得的，到商业化阶段时 API 和 FPP CQA 均得到了很好的理解和控制。在这种情况下，验证或（可能更恰当地称为）一致性批次将有助于强化这种已经做出的基于科学或基于风险的决策，因为随着产品开发的进展，应该已经表明所有已经识别的关键变量均得到了良好的控制。应使用合适的统计工具例如趋势分析、中间过程控制检查评估批内或批间的任何非预期的变化。

这种方法的一个潜在优势是，在批准之前，监管审查所需的验证或一致性批次的数量可以是灵活的。验证所需的传统批次数为三批，但是，当在产品的开发过程中嵌入了 QRM，所需的一致性批次数取决于对有关工艺知识掌握的深度。对于非常小批量的产品，例如孤儿药，这可能排除了生产多批次的必要。公司、MRAs 开展有效的对话，对于这种性质的一致性批次的决策而言将是有益的，利于双方就注册申报的要求达成一致。

适用的条件下，QRM 原则也应适用于确证活动。

QRM 的原理可用于确定确证的范围。它们还可用于确定维护、监控、校准和再确证的最佳时间表。

生产商应该对工艺和产品有足够的了解，以确保在产品商业化生产时，工艺是优化的且风险是最小的。

4.5 QRM 在商业化生产中的应用

一般而言，实施 QRM 不应排除生产商符合监管方预期的义务（例如监管要求、监管备案和核查承诺）。所有 QRM 活动的组织应该允许在组织内部按照适当的层级承担相应的风险评估和行动。在产品的生命周期中，应特别关注风险评估和风险控制，其可能包括：

- 产品质量风险；
- 产品质量缺陷对患者健康造成的不利影响；
- 停止给患者供货；
- GMP 和监管合规风险；
- 多生产场地风险；
- 多品种风险；
- 新的设施，现有设施的变更，如初创公司、新的商业化生产工艺、技术转移和产品停产。

完成风险评估和风险控制活动后，应当对结果进行总结并适当进行沟通。结果可以记录在新的或已有的报告中，或者它们可以作为由适当的决策者（例如，工厂或职能管理人员、系统所有者或质量部门）批准的另一文件的一部分。如果由于计划内或计划外的事件（例如日常操作、变更、投诉、产品退货、差异或偏差、数据监控、趋势、检查或审计或监管环境的变化）而发现了新的风险或现有风险水平的变化，则风险评审非常重要。风险评审还可能包括如下方面的评价，例如：

- 风险控制活动和行动的有效性；
- 观察到的风险水平或现有的控制的变化。

原则上，在商业生产中实施 QRM 时的关注点应包括系统、工艺和产品。

4.5.1 QRM 关键质量体系要素的整合

有效的 QRM 可以有助于作出"做什么？"的决定，从而支持更好和更明智的决策。QRM 应该整合到现有的质量体系要素和相关的业务流程中，并进行适当的记录。

因此，QRM 的应用对广大范围内的操作都是有益的，例如：

■ 综合质量管理：

－文件体系；

－ 培训和教育；

－ 质量缺陷；

－ 审计和检查；

－ 变更管理和变更控制（包括设备、设施、公用设施、控制和 IT 系统）；

－ 持续改进，纠正和预防措施（Corrective and Preventive Actions，CAPA）。

■ 设施、设备和公用设施：

－ 设计；

－ 确证；

－ 设施或设备的维护和停运；

－ 卫生方面；

－ 设备清洁和环境控制；

－ 校准和预防性维护；

－ 计算机系统和计算机控制的设备。

■ 供应商、物料及合同服务管理：

－ 供应商和合同生产商的评估和评价；

－ 起始物料；

－物料的使用；

－ 存储；

－ 物流和配送条件。

■ 技术转移：

－ 从开发到生产；

－ 商业化生产过程中，生产场地之间的；

－ 从商业化生产到产品停产。

4.5.2 QRM 应用于产品生产运营

有效的 QRM 有助于回答"如何做?"，从而确保产品满足安全、质量和合规方面可接受的标准。

其中，QRM 方法可以支持以下行动，以评估和控制质量风险。

■ 生产：

－ 生产工艺风险；

- 验证；
- 中间体取样和检验控制；
- 生产计划；
- 偏差和调查管理；
- 变更管理。
- 实验室控制和稳定性研究：
  - 超标结果（Out – Of – Specification，OOS）；
  - 复检日期和有效期；
  - 方法转移。
- 包装和标签：
  - 包装设计；
  - 包装系统的选择；
  - 标签控制。
- 储存、运输和分销：
  - 例如，冷链。

5 QRM 关于药品监管机构方面的考虑

5.1 简介

本指南的一个关键原则是所有的 MRA、发展中国家的生产场地和 API 生产商应证明，在整个产品生命周期中，对产品的开发及生产设施，均在适用的条件下应用了 QRM。检查员在检查中将对 QRM 系统作为质量体系的一部分（连同投诉、召回、偏差、产品质量回顾等）进行审查。

同样，因为基于 QRM 的审评和检查计划具有明显的好处，建议 MRA（案例见[2,8]）（审评员和检查员）能够应用 QRM。例如，检查员可以在任何特定情况下按照了解到的风险的重要程度分配时间和资源，并且在检查的等级以及所要求的正式程度方面可以采取更为务实的态度。

5.2 QRM 在检查策略中的应用

5.2.1 检查中的风险管理

MRA 的检查部门或单位应在书面的、已实施的质量管理体系[11]框架内开展工作。应该遵照 SOP 执行的活动包括（但不限于）检查计划、检查后纠正与预防措施的审查以及投诉处理和调查。在适用的情况下，检查期间的程序与活动应该符合 QRM 原则。

检查机构应该有一份描述其风险管理的理念、方法、程序和实施的风险管理计划。该风险管理计划应持续审阅和更新或至少每年一次，并且应涵盖所有类型的检查〔包括 GMP、药物临床试验质量管理规范（Good Clinical Practices，GCP），药物非临床研究质量管理规范（Good Laboratory Practices，GLP）〕和其他活动。

在此过程中应使用适当的风险评估工具，并且对将要进行检查的场地的风险评估应当记录在风险评估工作表中。记录应留存。

应当使用公制系统用于风险评级，例如：从 1~3 的等级。

5.2.2 检查计划与实施

检查的频率和范围应根据风险评估确定，涵盖产品风险和对患者的风险。

风险评级通常只应针对已经检查过的场地进行。风险评估工作表应在每次检查后完成。对于以前未检查过的场地，只有在经过监管检查单位的识别程序，除此之外，还有适当证据证明其符合 GXP，从而表明其对产品及患者没有风险或风险低到可以接受的情况下，才可以豁免检查。

在风险评估的应用中应考虑各种因素，并且对于不同类型的 GXP 检查，这些因素可能不同。需要考虑的风险因素取决于检查的类型，可能包括：

- 另一个检查机构的检查结果；
- 上次检查的结果；
- 场地的复杂性（例如建筑物、公用设施）；
- 产品的复杂性（例如无菌、非无菌）；
- 产品类型（例如生物类、低剂量）；
- 投诉和召回；
- 变更的重要程度（例如设备、关键人员）；
- 产品检验结果；
- 给患者带来的风险；
- 复杂的合成路径（API）；
- 多晶型（API）；
- 产品的生物药剂学分类；

■ 创新或新兴技术。

检查员人数和检查所需的天数以及检查的范围，应根据检查现场风险评级确定。

检查报告应包含发现项和观察项。来自 GXP 的缺陷项适当的分类，分为"关键""主要"或"次要"。

检查机构应具有描述分类程序的 SOP。分类应基于风险评估。分配的风险等级应该与观察的性质以及发生的数量相符合。

5.2.3 纠正与预防措施的审查以及例行检查的安排

检查后，应要求被检查场地提供 CAPA。CAPA 应对检查报告中包含的观察项进行处置。基于检查结果和 CAPA 的可接受性，应对场地的风险等级进行评审并记录。

检查频率应根据风险等级确定。例如，频率可以定为每 6、12、18 或 24 个月（注：最长时间间隔不应超过每 36 个月）。

5.2.4 投诉处理与调查

质量投诉的处理和调查应按照书面 SOP 规定进行。调查的范围和深度（包括是进行文件评审还是需要进行现场核查）应基于风险评估确定。

5.3 生产现场的 QRM 检查

注：检查期间，检查员应评估生产商是否具有被检查的 QRM 流程所需的适当的技能和科学知识以及产品和工艺知识。若公司使用了合同方，上述要求同样适用于合同方。

公司的 QRM 程序应该足够详细，并应纳入公司的质量管理体系。应至少涵盖以下几个方面：

■ 应规定计划内和计划外的风险评估的一般方法，包括范围、职责、控制、批准、管理系统、适用性和特例。

■ 人员应具备适当的资格、经验和培训。对于他们与 QRM 相关的职责应该有明确的规定。

■ 公司内部 QRM 原则下的识别与实施应有高级管理层的参与。

■ 应对每个区域应用的风险管理程序进行明确界定。

■ 质量保证原则应适用于 QRM 相关文件，例如评审、批准、实施和存档。

QRM 方针和程序应清晰，工作流程应系统地按逻辑顺序进行。

■ 应实行风险管理流程。

■ 生产商应识别重大风险并考虑所有来自可靠来源的相关数据。

■ 风险评估所花费的精力和所用资源应该与所发现问题的重要性相适应。

■ 应以相对紧迫及正式的形式解决关键的问题。

■ 对风险评估工具的选择应合理。

■ 风险的可接受标准应该是适当的。

■ 风险评估时不应低估风险的严重程度，也不应高估事件发生的可检测性从而导致低估患者的风险。

■ 风险可接受标准应适合问题的具体情况。

■ 风险控制应该是有效的。

■ 公司应该有一个评审程序来衡量所采取措施的有效性。

■ 基于风险的决策应该以科学性为依据，并且符合预先制定的可接受标准。

应在合理的时间内完成与 QRM 活动相关的所有文档，并且应该是可获得的。已进行的风险评估应适时进行评审，且必要时实施其他控制措施。

应当根据 QRM 原则对人员进行培训和评估。在适当的情况下，应由一组团队人员参与 QRM 过程。

5.4 QRM 在资料评审（评估）中的应用

国家药品管理机构（NMRAs）基于 QRM 管理原则建立的评估程序，主要用于资源（时间和评估者）的管理，以及与产品相关的风险因素的管理。对资源的有效管理减少了有限资源未得到最好利用的风险，并最终确保重要的产品能得到及时提供。需要考虑的关键因素包括资料的优先顺序、筛查程序、识别给定的资料或剂型固有的特定风险因素，并将资源分配到给定产品的资料的各个部分。此外，与产品相关的风险因素必须在产品的整个生命周期中实施管理，例如，检查员可以保持与评估人员之间有效的沟通，以及建立对于批准后产品的处理系统。

资料优先级的分配应考虑到区域人口的治疗需求（例如疾病发生率、儿童配方的需求、复方产品或具有创新性或新兴技术的经验）以及市场上药品的供应情况。优先级划分应该是一个动态过程，使其能够适应例如流行病等突发情况。基于药品需求的优先级划分相关的其他考虑因素可能包括固定剂量组合与单一成分或共同包装的产品，缓释产品与两或三次日给药剂量的产品，二线与一线产品，灵活剂型如分散片剂和可变剂量产品如口服液体。

筛查程序用于检查资料的完整性。通过筛查确保只有那些符合最低完整性标准的资料才可以进入完整的评估程序。不充分的筛查程序可能使较低质量的资料被接受评审，从而显著增加评估时间。

识别与资料相关或与产品相关的风险因素可为具体的资料分配适当的资源。可能的风险因素包括：生产商的经验和过去的记录、产品治疗范围较窄、无菌与非无菌 API 及产品；API 相关的考虑因素，如使用半合成和生物发酵的产品、复杂合成路径、多晶型、异构性和潜在基因毒性杂质；产品相关的考虑因素，如使用新型辅料、处方的复杂性、单一成分与固定剂量组合及特殊给药系统（例如改变药物释放、透皮产品和吸入产品）。一旦识别出风险因素，应分配资源以尽量降低风险。例如，只要有可能，将具有该产品相关风险识别经验的评估员分配去进行该资料的评估。资源允许时，可以根据专业领域来安排评估员，将评估员分配给不同的产品类别（例如仿制药、无菌产品、固体口服制剂或特殊给药系统）。这可以促进关键领域专业知识的发展，提高评审的一致性，以及确保需要专业知识的产品被识别出来并由那些有相应专长的人员完成评估。如果已确定一份资料具有高风险，那么需要更有经验的评估员，至少能够在咨询层面上参与到评估中。

资料相关的风险等级可能会在评估过程中发生变化。例如，生物等效性研究不符合要求将导致额外的时间开展并评估其他的研究和其他相关的质量信息。在这种情况下，风险的增加与两个方面相关：额外资源的使用及整体产品的质量可能不好导致风险的增加。

将资源分配至资料的各个方面或部分是 QRM 一个重要的考虑因素，以确保所使用的资源与风险水平相符。为更有效的利用资源，了解资料各部分或方面的相对重要程度是很有必要的。资料的所有方面对于实现整体的质量、安全和有效至关重要；然而从风险角度来看，某些部分本质上更为关键并应该确保在评估过程中得到更多的重视。这方面的例子包括临床评审、生物利用度评审、API 合成、质量标准和稳定性研究、FPP 生产细节、药物开发研究（包括生物等效豁免说明、工艺验证、质量标准和稳定性研究）。一个适用于大多数简单固体口服产品的例子是，应分配更多时间用于包装前生产过程的评审而不是包装过程的评审。

在评估过程中应当有一个标准的规程，用于向检查员传达可能需要在核查期间考虑的问题。在产品批准后，QRM 原则应当被用于评估提出的变化或变更的影响。要做到这一点，建立一种列出了可能的批准后变更并指定了相应的风险等级的明确的指南，不失为一种有效的手段。

6 风险管理工具

很多工具可用于 QRM，无论是单独使用还是组合使用。重要的是要意识到，没有一种单一工具或组合工具适用于 QRM 应用过程的所有情况。有关的管理工具在法规指南中[6,8]列出；这两个清单均列举不详尽。工具可接受性的重要标准是这种或这些工具能够有效地使用以支持一个良好风险评估的关键属性。

产品质量研究所（Product Quality Research Institute，PQRI）生产技术委员会（Manufacturing Technology Committee，MTC）已经编制了一本常用风险管理原则及其最佳实践与一些工作工具的综述[9]，以促进 ICH Q9[5]在日常风险管理决策中使用的一致性，该书也收集了一些大的药企在当前风险管理实践中使用的一系列案例。他们还提供了非常有用的用于风险评级和筛选的培训模块，故障模式与效应分析（FMEA）[12~15]、危险与可操作性分析（HAZOP，Hazard Operability Analysis）[16]以及 HACCP[3]。

一个值得强调的方面是风险矩阵的开发，这可以使风险评估阶段对确定的风险的分类更为便利。为了确定风险的优先顺序，必须就其重要性达成一致。与任何情况或事件相关联的风险可以用事件的影响性乘以其发生的可能性来表示；换句话说：它有多大可能性发生？如果确实发生了会有多严重？影响性和可能性都可以被分级，例如分为 5 个等级[1~5]或加权至较高的可能性和影响性的等级（例如 1，3，5，7，10 等），从而可以构建一个网格或矩阵（表1）。

表 1 概率与影响矩阵的示例

影响					
概率	可忽略的	临界的	中等的	重大的	巨大的
几乎确定	5	10	15	20	25
很可能	4	8	12	16	20
可能	3	6	9	12	15
不太可能	2	4	6	8	10
几乎不可能	1	2	3	4	5

表中的阴影部分显示出一个风险值（有时称为综合风险指数或风险指数值）如何被指定为高、中或低的状态的示例。在经过了风险评估并考虑了其具体的后果之后，应在 QRM 过程中预先确定每种状态的定义。这些后果可以根据可能性和影响性方面的得分分开，如表 2 所示。

表 2　可能性与影响性的结果示例表

分数	概率	示例	分数	影响	结果
1	几乎不可能	每 10 ~ 30 年发生	1	可忽略的	·无法规问题 ·对患者无影响且患者不可感知
2	不太可能	每 5 ~ 10 年发生	2	临界的	·可能需要通知 MRA ·不影响产品放行的决定
3	可能	每 1 ~ 5 年发生	3	中等的	·MRA 核查可以识别出一个重要问题但缺陷项易解决 有限的产品召回可能
4	很可能	发生多于一年一次	4	重大的	·MRA 核查可以认为有严重的不合规 ·很可能产品从一个或更多市场上被召回
5	几乎确定	一年多次发生	5	巨大的	·MRA 强制措施，例如产品撤市判决书 ·全球产品召回

MRA，药品管理机构。

资料来源：根据参考文献 9。该表被修改，但最初的制作基于产品质量研究所（PQRI）的内容，2107 Wilson Blvd，Suite 700，Arlington，Virginia 22201 – 3042，USA；网站：http：//www. pqri. org/index. asp。PQRI 已经同意使用该材料。

此表是一个非常基础的示例，可以根据具体过程中的问题进行重新定制从而能够更好地、更实用地定义结果的类别。应该注意风险矩阵值非常依赖于输入的信息，只能由能够很好地理解内在判定标准并能分辨低、中、高分类（例如）的工作人员使用。

基于本指南的目的，本指南对可获得的公认的 QRM 工具的选择作了一个通用的总结，表3 基于产品质量研究所生产技术委员会（Product Quality Research Institute Manufacturing Technology Committee，PQRI - MTC）的报告[9]。该列表并不全面，但确实包含一些更常用的方法。

表3　常见风险管理工具示例

风险管理工具	描述、属性	潜在应用
工具		
图表分析 ·流程图 ·检查表 ·过程解析图 ·原因/结果图	·简单的技术，常用于收集和整理数据，构造风险管理过程以及促进决策	·汇总观察项、趋势或其他经验信息以支持各种并不复杂的偏差、投诉、缺陷或其他情况
风险评级与筛选	·对风险进行对比及分级的方法 ·通常涉及对每个风险进行多重定量和定性因素评价，以及加权因子和风险评分	·指定优先进行审计或评估的区域或厂区 ·用于风险及潜在结果多样且难以用单一工具进行比较的情况
故障树分析	·用于确定所有假定故障或问题的根本原因的方法 ·用于一次性评价系统或子系统故障，但可以通过确定因果链从而结合多种故障的起因 ·很大程度依赖于对全过程的理解以确定因果因素	·调查产品投诉 ·评价偏差

风险管理工具	描述、属性	潜在应用
工具		
危险与可操作性分析（Hazard operability analysis, HAZOP）	·假设风险事件由设计及操作的偏差引起 ·用一个系统的技术帮助确定潜在的正常使用或设计中的偏差	·了解生产过程、供应商、厂房与设备 ·通常用来评价工艺安全与危险性
危害分析和关键控制点（Hazard analysis and critical control point, HACCP）	·确定并实施过程控制以持续有效地防止危害情况发生 ·自下而上法考虑如何预防危害发生和（或）传播 ·强调预防性控制的重要性，而非检测能力	·预防性应用 ·工艺验证有价值的前期工作或补充 ·评估关键控制点的有效性以及在任何过程中持续一致地执行的能力
故障模式与效应分析（Failure modes effects analysis, FMEA）	·假设全面了解工艺且CPP在开始评估之前已定义过。工具确保将满足CPP要求。 ·评估工艺的潜在失败模式，和对结果和（或）产品性能的可能影响 ·一旦失败模式已知，降低风险的行动可用于消除、减少或控制潜在失败	·评估设备和设施；分析生产工艺以识别高风险步骤和（或）关键参数
故障模式与效应分析（Failure modes effects Analysis, FMEA）	·高度依赖于对正在评估的产品、工艺和（或）设施的深刻理解 ·产出是每次失效模式的一个相对"风险评分"	

资料来源：根据参考文献9。该表已被修改，但最初的制作基于产品质量研究所（PQRI）的内容，2107 Wilson Blvd, Suite 700, Arlington, Virginia 22201~3042, USA；网站：http：//www. pqri. org/index. asp。PQRI已经同意使用该材料。

参 考 文 献

［1］ Quality assurance of pharmaceuticals. A compendium of guidelines and related materials. Vol. 2, 2nd updated ed. Good manufacturing practices and inspection. Geneva, World Health Organization, 2007; Quality assurance of pharmaceuticals. A compendium of guidelines and related materials. World Health Organization, 2011 (CD – ROM) (http: //www. who. int/medicines/areas/quality_ safety /quality_ assurance/ guidelines/en/index. html).

[2] EudraLex The rules governing medicinal products in the European Union, Vol. 4. Good manufacturing practice (GMP) guidelines (http: //ec. europa. eu/health/ documents/eudralex/vol – 4/index_ en. htm).

[3] Application of hazard analysis and critical control point (HACCP) methodology to pharmaceuticals. In: Quality assurance of pharmaceuticals. A compendium of guidelines and related materials. Vol. 2, 2nd updated ed. Good manufacturing practices and inspection. Geneva, World Health Organization, 2007; Quality assurance of pharmaceuticals. A compendium of guidelines and related materials. World Health Organization, 2011 (CD – ROM) (http: //www. who. int/medicines/areas/ quality_ safety/ quality_ assurance/guidelines/en/index. html).

[4] ICH harmonised tripartite guideline. ICH Q8 (R2): Pharmaceutical development. August 2008 (http: //www. ich. org).

[5] ICH harmonised tripartite guideline. ICH Q9: Quality risk management 9 November 2005 IFPMA; Quality Risk Management ICH Q9 Briefing pack, July 2006, ICH – webpage publishing; ICH harmonised Q8/9/10 Questions & Answers, November 2010; ICH harmonised Q8/9/10 Training material, November 2010, ICH – webpage publishing; ICH harmonised points to consider for ICH Q8/Q9/Q10 implementation, 6 December 2011 (FIP, AM and IFPMA) (http: //www. ich. org).

[6] Guidance for industry: PAT – A framework for innovative pharmaceutical development, manufacturing and quality assurance. US Food and Drug Administration, Center for Drug Evaluation and Research (FDA CDER), September 2004 (http: // www. fda. gov/Drugs/default. htm).

[7] Pharmaceutical cGMPs for the 21st century – A risk – based approach. US Food and Drug Administration, Center for Drug Evaluation and Research (FDA CDER), September 2004 (http: //www. fda. gov/Drugs/default. htm).

[8] Medicines and Healthcare Products Regulatory Agency. MHRA guidance: GMP – QRM – Frequently asked questions (http: //www. mhra. gov. uk/Howweregulate/ Medicines/ Inspectionandstandards/GoodManufacturingPractice/FAQ/QualityRisk-Management/index. htm).

[9] Frank T et al. Quality risk management principles and industry case studies (December 2008) sponsored by the Product Quality Research Institute Manufacturing Technology Committee (PQRI – MTC) (http: //www. pqri. org).

[10] Boedecker B. GMP Inspectorate of Hannover, Germany. EU GMP requirements – quality systems. Presentation Ankara, Turkey Ministry of Health, 20 – 21

October 2009.

[11] WHO guidelines on quality system requirements for national good manufacturing prac-
tice inspectorates. In: WHO Expert Committee on Specifications for Pharmaceutical
Preparations. Thirty – sixth Report. Geneva, World Health Organization, 2002
(WHO Technical Report Series, No. 902), Annex 8 (http://www.who.int/med-
icines/areas/quality_ safety/quality_ assurance/inspections/en/index.html).

[12] US Department of Health and Human Services Food and Drug Administration Center
for Drug Evaluation and Research (CDER) /Center for Biologics Evaluation and
Research (CBER) /Center for Veterinary Medicine (CVM) guidance for industry
– process validation: general principles and practices. Silver Spring, MD, IFPMA,
2011 (http://www.fda.gov/downloads/Drugs/Guidance Compliance Regulatory
Information/Guidances/UCM070336.pdf).

[13] Stamatis DH. Failure mode and effect analysis. FMEA from theory to execution, 2nd
ed. Milwaukee, American Society for Quality, Quality Press, 2003.

[14] Guidelines for failure modes and effects analysis (FMEA) for medical devices.
Ontario, Canada, Dyadem Press, 2003.

[15] McDermott R et al. The basics of FMEA. Portland, OR, Productivity, 1996.

[16] IEC 61882 – Hazard operability analysis (HAZOP). Geneva, International
Electrotechnical Commission, Headquarters (IEC 61882 Ed. 1, b: 2001).

扩 展 阅 读

FDA's new process validation guidance – A detailed analysis. Europe-
an Compliance Academy, November 2008 (http://www.gmp – compli-
ance.org/eca_ news_ 1402_ 5699, 6013.html).

Validation of analytical procedures used in the examination of pharma-
ceutical materials. In: WHO Expert Committee on Specifications for Pharma-
ceutical Preparations. Thirty – second report. Geneva, World Health Organi-
zation, 1992 (WHO Technical Report Series, No. 823), Annex 5 (http://
who.int/medicines/publications/pharmprep/en/index.html).

附录3 世界卫生组织认证产品变更指导原则

简介

1 背景

  1.1 目的

  1.2 文件适用范围

2 实施指南

  2.1 报告类型

    2.1.1 备案

    2.1.2 一般变更（Vmin）

    2.1.3 重大变更（Vmaj）

    2.1.4 新申请和扩展申请

    2.1.5 标签信息

  2.2 需要满足的条件

  2.3 要求提供的文件

3 术语

4 管理变更

  1. 变更 FPP 供应商的名称和（或）公司地址

  2. 变更 API 生产企业的名称或地址，该企业不是认证 API 的供应商或者未获得 CEP 认证

  3. 变更 FPP 生产企业的名称和（或）公司地址

  4. 撤销一个生产场地或生产企业

5 变更 CEP 或 API 认证确认文件

  5. 提交新的或更新后的 API、API 生产工艺中所用的起始物料或中间体的 CEP

  6. 提交新的或更新后的 API 认证确认文件

  7. 提交辅料或 API（增加或替代）的关于传染性海绵状脑病（TSE）的新的或更新后的 CEP

6 质量变更

3.2.S 药物成分（API）

3.2.S.2 生产

  8. 替代或新增一个 API 的新生产场地或生产企业

  9. 在目前认可的 API 生产场地内变更或新增生产单元

  10. 变更 API 生产工艺

  11. 变更 API 生产过程中的工艺质控方法或限度

12. 变更 API 或中间体的批量

13. 变更生产 API 所用物料（如原料、起始物料、反应中间体、溶剂、试剂、催化剂）的质量标准或分析规程

3.2.S.4　API 生产企业对 API 的控制

14. API 生产企业对 API 的检测指标、接受标准或分析规程的变更，该变更不要求 FPP 生产企业对 API 的质量标准进行变更

3.2.S.4　FPP 生产企业对 API 的控制

15. FPP 生产企业对 API 的检测指标、接受标准或分析规程的变更

16. FPP 生产企业对 API 质控用分析规程的变更

3.2.S.6　容器密封系统

17. 变更 API 贮存及运输用内包装（主要材料及功能性二级材料）

18. 变更 API 贮存及运输用内包装材料的质量标准

19. 变更 API 内包装材料的分析规程

3.2.S.7　稳定性

20. 变更 API 货架期或再检测期限

21. 变更 API 标签所示贮存条件

3.2.P　药品（或 FPP）

3.2.P.1　FPP 的描述及组分

22. 变更溶液剂的组分

23. 变更 FPP 的着色或矫味系统

24. 变更片剂包衣或胶囊壳的重量

25. 变更普通固体口服制剂的组分

26. 变更或增加压印、模印或其他印记，包括替换或增加制作产品印记的墨水及刻痕结构

27. 在不改变组分的种类和质量以及制剂平均重量的前提下，变更药物制剂的外形尺寸

3.2.P.3　生产

28. 替换或增加 FPP 的部分或全部生产工艺的产地

29. 替换或增加药物制剂成品的批质量控制检测实验室

30. 变更 FPP 的批量

31. 变更 FPP 的生产工艺

32. 变更 FPP 或中间体的工艺过程检查项目或限度

3.2.P.4　辅料控制

33. 将具有传播 TSE 风险的辅料变更为植物来源或合成来源的材料

34. 变更辅料的质量标准或分析规程

35. 将辅料的质量标准变更为官方认可的药典标准

3. 2. P. 5　FPP 的控制

36. 将 FFP 的企业质控标准变更为官方认可的药典标准

37. 变更 FPP 质量标准的检测参数及判定标准

38. 变更 FFP 的分析规程

3. 2. P. 7　包装密封系统

39. 替换或增加基本包装类型

40. 变更包装容器的大小

41. 变更包装容器或密封材料的形状或尺寸

42. 变更内包装材料的质量和（或）组分种类

43. 变更内包装材料的质量标准

44. 变更内包装材料的分析规程

45. 变更不直接接触 FPP 的部分（主要）包装材料（比如易拉盖颜色、安瓿上的颜色代码环、针头保护罩的改变）

46. 不作为主要包装不可或缺部分的计量/给药装置的变更（定量吸入器的储雾器除外）

3. 2. P. 8　稳定性

47. 变更 FPP 的货架期（市售包装）

48. 变更 FPP 的使用期限（首次打开、首次复溶或稀释后）

49. 变更 FPP 标识的贮存条件（市售包装），变更 FPP 在使用期间或复溶（稀释）后的贮存条件

附件 1　需要进行新申请或扩展申请的变更案例
附件 2　辅料的变更

简介

本变更指导原则已经过彻底的更新和扩充，与 WHO 新制定的仿制药品质量指导原则［参加 WHO 药品认证计划的多来源（仿制）药物制剂成品的文件提交指导原则：质量部分］的要求一致。

在保留以往变更指导原则的基本结构和功能的基础上，本指导原则[1]的内容进行了扩展，增加了批准后/认证后变更的分类，并确定了与每项变更相关的风险水平[2]。尽管基本要求没有显著的变化，但补充的具体内容有助于读者确定变更是否与质量文件的重要章节相关、了解对每项变更的风险进行评估的必要性、确定支持变更的必要文件。

在有些情况下，以往默认为重大变更的改变，现在划分为一般变更或备案型变更，而某些一般变更已经被重新划分为备案型变更。此外，对于以往在实施前需要获得认可的某些变更，现在，申请者可以在备案通知的同时立即实施该变更。

按照通用技术文件（CTD）的结构，本指导原则对变更的分类进行了编排。为了协助文件归档（重新生成了相应的粗体代号），确定了与具体的数据要求相关的 CTD 章节。按照第 970 次 WHO 系列技术报告[3]（附录 4，1.4 节）的规定进行陈述。

只有被认为风险高的变更才能划分为重大变更，在此情况下，需要给 WHO 药品认证部门（WHO/PQP）适当的时间，以便对提交的支持文件进行评估。对可以降低报告要求的特殊情形［年度备案（AN）、立即报备（IN）或一般变更（Vmin）进行了规定。对于在实施前需要向 WHO/PQP 报备或获得 WHO/PQP 认可的所有变更，WHO 将公布审评时限为申请者提供可预期的合理的时间表。

此外，本指导原则有助于理解所列变更可能导致的后果，也

---

[1]　认证产品文件的变更指南，WHO 药品标准专家委员会第 41 次技术报告，日内瓦，世界卫生组织，2007 年（WHO 技术报告系列，第 943 号）附录 6。

[2]　WHO 质量风险管理指导原则，WHO 药品标准专家委员会第 47 次技术报告，日内瓦，世界卫生组织，2013 年（WHO 技术报告系列，第 981 号）附录 2。

[3]　参加 WHO 药品认证计划的多来源（仿制）药物制剂成品的文件提交指导原则：质量部分，WHO 药品标准专家委员会第 46 次技术报告，日内瓦，世界卫生组织，2012 年（WHO 技术报告系列，第 970 号）附录 4。

可将本指导原则作为风险管理的工具，改进或加强该机构的生产实践活动。

为了更好地阐述本指导原则，相关的问题与解答文件正在起草中，该问答文件将解答实施本指导原则时遇到的诸多问题。

1 背景

从变更的具体分类到人用和兽用药品上市许可的术语，本指导原则在技术上和文件结构上都借鉴了欧盟委员会的指导原则。本指导原则旨在为实施药品变更时如何提交申请提供支持性的信息。

本指导原则替代 2007 年发布的指南文件[4]。

申请者对整个药品生命周期中产品的安全性、有效性和质量负责。因此，为了适应科学和技术方面的进步，提高或制定更多的认证产品的安全保障，要求申请者对产品进行具体的变更措施。无论是行政管理方面的还是实质性的变更，都可能需要在实施变更前获得 WHO/PQP 的认可。

为了帮助申请者正确地提交文件，使 WHO/PQP 能更好地对变更申请材料进行审评，确保药品的变更不会引发患者的健康问题，指导原则列出了针对各类型变更的技术要求。

本指导原则不涉及提交变更申请的程序。WHO/PQP 网站有提交变更申请的程序以及当前审核时限的相关内容，这些内容会不定期更新。建议申请者在考虑提交变更申请时，参考该网站的相关指导意见。

1.1 目的

本指导原则旨在：

■ 帮助申请者对通过认证的药物制剂成品（FPP）质量部分的变更进行分类。

■ 为药物活性成分（API）或 FPP 质量特性的变更提供技术及一般数据要求的指导。

1.2 文件适用范围

本指导原则适用于拟对 API 或 FPP 产品文件中的质量部分进行变更

4　见注1。

的申请者。阅读本指南时应参考 WHO 药品认证项目多来源（仿制）成品制剂申报资料提交指南：质量部分[5]及 WHO 相关指导原则。本指南文件仅适用于化学合成或半合成工艺生产的 API 或辅料、以及含有上述 API 或辅料的 FPP。通过发酵工艺获得的 API 以及生物来源、生物技术或植物来源的 API 应特殊对待。如涉及上述产品，申请者应联系 WHOPQP 部门讨论计划中的变更事宜。

与 API 相关的变更备案要求根据 FFP 申请资料中提交 API 信息的方式而异，也就是要看当时提交的 API 是通过认证的 API、通过《欧洲药典》认证（CEP）、API 主控文档（APIMF）还是提交了全部资料。

本指南对 API 相关变更的条件及文件要求主要针对哪些只能从 FPP 文件中获取 API 信息的制剂。

对于依赖 APIMF 程序的普通 FPPs，就可以降低报备的要求，因为，API 的生产企业已经直接向 WHO/PQP 报告了 API 的相关变更信息。同样地，当一个 FPP 的 API 获得了 CEP 认证或 WHO 认证时，FPP 的申请者只需要在 API 的 CEP 或认证文件发生变更时，才向 WHO/PQP 报备。

对于经过认证或有 APIMF 文件支持的 APIs 相关变更，世界卫生组织的认证网站为上述 API 生产企业提供了变更的技术和程序指南。无论是通过认证 API 的生产企业（API－PQ）、APIMF 文件或 CEP 文件方式，还是 FPP 生产企业提交全部 API 信息的方式，本指导原则的技术要求在原则上是一致的。当一个 FPP（原研或仿制）以获得严格监管机构（SRA）的批准为依据通过认证后，变更申请需要该 SRA 批准的，应当向 WHO/PQP 报备批准后的变更信息。建议申请者参考认证函的格式。当变更引起说明书（SmPC）的修改时，申请者应将患者使用说明（PIL）、标签和包装说明以及更新后的产品信息作为申请资料的一部分提交 WHO/PQP。

对于需要提交 API 或 FPP 稳定性数据的变更，要求的稳定性研究（包括留样批）均应持续到当前的再检测或货架期的时限。当 API 或 FPP 的稳定性研究中出现质量超标（OOS）或可能超标等问题时，应立即向 WHO/PQP 报告。

申请者应当意识到有些变更会引起后续的其他变更，包括声明"不属于变更，此类变化作为 APIMF 持有人对 APIMF 文件的补充资料"的变更。因此，对于任何变化，申请人应考虑是否需要提交一个或多个变更申请。如果变化只涉及对文本的编辑处理，这些变化不需要作为独立的变更提交，但需要与涉及该文件部分的后续变更一起报备。在此情形

5　见注3。

下，申请人应提供一个声明，表明该文件没有由于文本编辑而导致需要提交变更材料的情形。

2 实施指南

2.1 报告类型

为了给与质量相关的变更分类提供指南，对下列需要报告的变更类型进行了规定。在指导原则中给出了专门的变更案例。但是，应当将本文件未包含的变更默认为重大变更。当申请人不清楚相关的变更属于何种分类时，请联系 WHO/PQP。申请人还有责任提交一份材料，说明有关变更对药品质量没有负面影响。通常，每个变更应提交一份独立的变更文件，当满足下列条件时，也可将变更进行分组：

■ 当变更之间互为因果关系，比如增加一个新的杂质限度，就需要建立一个新的分析方法；

■ 当同一个变更影响多个 FPPs 时，比如为多个 FPPs 增加一个新的 API 生产场地；

■ 当所有的变更都属于年度报备类型时。

在对变更进行分类时，如果申请人涉及两个或多个类型的变更，将以最高风险的变更类型对待，比如一组变更中既有一般变更也有有重大变更时，将被视为重大变更。

当同一个 FPP 涉及多个变更时，申请人应谨慎处理。虽然每一个变更可能都属于不同的特定的报告类型，考虑到多个变更的组合效应，为保险起见，应将该组变更的划分为更高风险级别的类型。不管面临何种情况，建议申请人在提交变更申请前联系 WHO/PQP 以获得划分这些变更的指导意见。

2.1.1 备案

备案型变更是指对 FPP 的总体安全性、有效性和质量没有或只有极小影响的变更。这类变更不需要提前获得认可，但必须在实施变更后立即［及时备案（IN）］或在 12 个月内［年度备案备（AN）］向 WHO/PQP 报告。应当提醒的是：在特定情形下，IN 或 AN 类备案可能会被退回，申请人就必须停止应用已经实施的变更。

年度备案（AN）

申请人必须确保实施的变更符合上述备案型变更条件。作为备案材料的一部分，应当对变更进行小结，但不要求提供专门的文件。当要求出具或检查时能提供详细的 AN 变更文件即可。AN 型变更要求申请人在实施变更的 12 个月内向 WHO/PQP 报告。为方便申请人，可将多个 AN 型变更组合后作为一个变更申报。

及时备案（IN）

申请人必须确保实施的变更符合上述备案型变更条件，并随备案申请提交所需的所有的文件。在提交备案文件后就可以立即实施该类变更，如果从 WHO/PQP 确认收到申请材料后的 30 天内，没有异议，可视为同意该变更。

2.1.2 一般变更（Vmin）

一般变更是指对 FPP 的总体安全性、有效性和质量只有很小影响的变更。申请人必须确保实施的变更符合上述变更条件，并随变更申请提交所需的所有的文件。如果在 WHO/PQP 网站规定的时限内没有收到异议，即可实施该变更。如果在规定的时限内 WHO/PQP 对变更提出了问题，只有在收到 WHO/PQP 的同意函后才能实施上述变更。

2.1.3 重大变更（Vmaj）

重大变更是指对 FPP 的总体安全性、有效性和质量具有显著影响的变更。申请人应提交变更申请所需的所有的文件。在实施该变更前必须获得 WHO/PQP 的同意。只有当 WHO/PQP 同意变更申请时，才会签发同意实施所有重大变更的信函。

2.1.4 新申请和扩展申请

有些变更具有颠覆性，变更的实施会改变已接收材料的法律地位，因此不能简单视为变更。在此情形下必须提交新的文件。这类变更详见附件 1。

2.1.5 标签信息

如果标签信息（SmPC，PIL，标签）的任何变化不属于本文件规定的标签信息变更时，必须报告 WHO/PQP 并按照 WHO/PQP 网站的指南，提交修订后的标签信息。

2.2 需要满足的条件

对于可能属于低级别报告要求（IN, AN 或 Vmin）的每个变更，都尽量给出确定的情形。对于不满足上述特定情形的所有变更都可视为重大变更 Vmaj。在有些情况下，对 Vmaj 类变更也给出了特定的情形。之所以这么规定就是帮助申请人了解该提交哪些文件，只是提供信息而异。所需提交的文件目录不完善，可能会要求申请人提交其他文件。无论何种类型的变更，申请人都有责任提交必要的材料，证明有关变更对 FPP 的安全性、有效和质量没有负面影响。

2.3 要求提供的文件

变更的示例是按照 CTD 格式排列。对于每个变更，确定需要作为支持数据的文件都按照 CTD 格式排列。无论规定了何种文件，申请人应确保提交了支持变更的所有相关信息。

如适用，申请材料应包含下列内容：

■ 变更申请表（可从网站下载表格模板）。应填写表格要求的所有信息并签字。除打印文本外，欢迎提交申请表的电子版（Word 文件及签有署名的表格扫描 PDF 文件）；

■ 更新后的质量文件综述（QIS）（如适用）；

■ 以 CTD 格式整理的相关替换文件；

■ SmPC, PIL 和标签的复印件（如相关）。

需要提醒的是，WHO/PQP 有权要求申请人提交本指导原则没有明确规定的其他更多必需材料。QIS 提供了产品文件中关键质量信息。对于具有双方一致同意的 QIS 的 FPPs，应在每次变更申请时都提交修订后的 QIS（Word 格式）。QIS 的任何修改都应明确强调。如果变更对 QIS 没有影响，应在申请函中声明。

本文件中未提及的其他原则和规范，只要有充分的科学依据，也可能被 WHO/PQP 认可。需要重点指出的是，为了充分地评估 FPP 的安全性、有效性和质量，WHO/PQP 可能会要求申请人提供本指南没有提及的信息、材料或规定的条件。

3 术语

下列术语的定义适用于本指导原则，相关术语在其他文件中可能有不同的含义。

活性药物成分（API）

用于生产药物制剂成品的物质，这些物质在诊断、治愈、缓解、治疗或预防疾病中表现出药理活性或在恢复、调整人体的生理功能方面发挥直接作用。

API 起始物料

用于生产 API 并成为该 API 结构的重要结构组成部分的一种原料、中间体或 API。API 起始物料可以是以合同或商业协议形式购自一家或多家供应商的物料，也可以是内部生产的物料。API 起始物料通常具有明确的化学性质和结构。

申请者

根据本文件的目的，申请者系指根据要求，提交认证药品目录中经过评估获得批准的产品的相关文件并参与 FPPs 认证程序的个人或实体。

生物批

通过生物等效或豁免研究，与对照药品建立生物等效或相似性的药品批次。

最终中间体

合成工艺中最后一步转化为 API 或 API 粗品的化学反应中所用到的中间体。纯化不是合成转化的环节。

药物制剂成品（FPP）

是指已经完成了包括最终包装和贴签等所有药品生产工序的药物制剂。

过程控制

为保证成品符合标准，在生产过程中进行的检查，以便对生产工艺进行监督或调整。

生产企业

从事药品生产、包装、重新包装、贴标签和（或）重新贴标签等活动的公司。

官方认可的药典（法典）

被 WHO/PQP 部门认可的药典［即《国际药典》（Ph. Int.），《欧洲药典》（Ph. Eur.），《英国药典》（BP），《日本药典》（JP）和《美国药典》（USP）］。

中试规模批次

完全按照生产工艺并模拟生产规模所生产的 API 或 FPP 批次。例如对固体口服制剂，中试生产规模一般至少是生产规模的 1/10 或至少生产 100 000 片或粒的规模，除非有其他充分理由，应选择两者中数量较大的规模[6]。

生产批次

使用申报材料中规定的生产设备和场所，以生产规模生产的 API 或 FPP 批次。

严格监管机构（SRA）

■ 严格的管理机构系指：

（a）人用药品注册技术要求国际协调会（ICH）成员国的药品管理机构［欧盟（EU）、日本和美国］。

（b）ICH 观察员国的药品管理机构、欧洲自由贸易联盟（EFTA）成员国的药品管理机构、瑞士药品管理局、加拿大卫生部和世界卫生组织（WHO）（将随时更新）。

（c）与 ICH 成员国签署具有法律约束地位的相互认可协议的国家包括澳大利亚、冰岛、列支敦士登和挪威的药品管理机构（将随时更新）。

■ 仅与 GMP 检查相关的药品管理机构：药品检查合作组织（PIC／S）成员国（http//www.picscheme.org）的药品管理机构。

4 管理变更

变更的描述	需要满足的条件	需要提交的文件	报告类型
1. 变更 FPP 供应商的名称和（或）公司地址	1	1	IN
需要满足的条件			
①确认该产品的供应商为同一法人实体			
需要提交的文件			
①由相关官方机构［例如国家药品管理机构（NMRA）］出具的列有新名称或新地址的正式文件			

6　药品认证程序　药品标准专家委员会第 43 次技术报告，日内瓦，世界卫生组织，2009（WHO 技术报告系列第 953 号），附录 3。

变更的描述	需要满足的条件	需要提交的文件	报告类型
2. 变更 API 生产企业的名称或地址，该企业不是认证 API 的供应商或者未获得 CEP 认证	1	1 ~ 2	IN

需要满足的条件

①生产地点和生产工艺没有变化

需要提交的文件

①由相关官方机构（例如 NMRA）出具的列有新名称或新地址的正式文件
②当变更了活性物质主控文件（APIMF）持有人名称时，应提供更新后的"授权信"

变更的描述	需要满足的条件	需要提交的文件	报告类型
3. 变更 FPP 生产企业的名称和（或）公司地址	1	1	IN

需要满足的条件

①生产地点和生产工艺没有变化

需要提交的文件

①由相关官方机构（例如 NMRA）出具的列有新名称或新地址的正式文件或变更后的上市许可证复印件

变更的描述	需要满足的条件	需要提交的文件	报告类型
4. 撤销一个生产场地或生产企业			
4a　API 起始物料的生产	1	1	AN
4b　API 中间体或 API 的生产或检测	1 ~ 2	1	IN
4c　FPP 或中间体的生产、包装或检测	1 ~ 2	1	IN

需要满足的条件

①至少应保留一个此前获得许可的产地/生产企业，其从事的业务应与申请撤销的产地/生产企业相同
②申请撤销的原因不是由于生产工艺出现了重大缺陷

需要提交的文件

①随申请材料一并提交的申请信，明确标出拟撤销的生产、包装和（或）检测场地

5 变更 CEP 或 API 认证确认文件

变更的描述		需要满足的条件	需要提交的文件	报告类型
5. 提交新的或更新后的 API、API 生产工艺中所用的起始物料或中间体的 CEP				
5a.1	来自目前获得认可的生产企业	1~5	1~5	AN
5a.2		1~4	1~6	IN
5a.3		1, 3~4	1~6	Vmin
5b.1	来自新的生产企业	1~4	1~6	IN
5b.2		1, 3~4	1~6	Vmin
需要满足的条件				
①不改变 FFP 的放行和货架期质量标准 ②有机杂质、无机杂质、遗传毒性杂质和残留溶剂的补充（欧洲药典）质量标准未有变化（标准提高的除外），不包括执行 ICH 规定限度的残留溶剂 ③ API 生产工艺、起始物料或中间体中，未使用需要对病毒安全性数据进行评估的人源性或动物源性材料 ④对于低溶解性 API，晶型保持一致，当粒径为关键参数时（包括低溶解性 API），与制备生物批制剂用的 API 批相比，粒径分布没有显著性差异 ⑤不需要对 FPP 生产企业的 API 质量标准进行修订				
需要提交的文件				
①现行版（更新后的）CEP 证书复印件、附录以及 CEP 授权信，该授权信由 CEP 持有者代表 FPP 生产企业或涉及 CEP 文件的 WHO/PQP 申请者填写 ②当 CEP 证书被撤销时，申请者将通知 WHO/PQP 的书面承诺，并在文件中申明，申请者知道在 CEP 被撤销时，作为产品文件的支持性材料，需要提交 API 的补充数据 ③按照"参加 WHO 药品认证计划的多来源（仿制）药物制剂成品的文件提交指导原则：质量部分"第 3.2.S 节项下的 CEP 提交内容，将文件的相关页用修订后的信息进行替换 ④（S.2.5）对于无菌 API，应提交 API 的灭菌工艺数据及验证数据 ⑤（P.8.2）当提交 API 的 CEP 时，如果 API 质量特性的改变可能影响到 FPP 的稳定性时，承诺选取一批中试规模的 FPP 进行相关的稳定性研究，在目前认可的货架期内继续进行稳定性研究，当产品出现不合格时，立即向 WHO/PQP 报告 ⑥（S.4.1）FPP 生产企业修订后的 API 质量标准复印件				

变更的描述		需要满足的条件	需要提交的文件	报告类型
6. 提交新的或更新后的 API 认证确认文件				
6a. 1	来自目前获得认可的生产企业	1～3	1～3, 5	AN
6a. 2		1～2	1～5	Vmin
6b. 1	来自新的生产企业	1～3	1～3, 5	IN
6b. 2		1～2	1～5	Vmin

需要满足的条件

①不改变 FFP 的放行和货架期质量标准
②对于低溶解性 API，晶型保持一致，当粒径为关键参数时（包括低溶解性 API），与制备临床批制剂用的 API 批相比，粒径分布没有显著性差异
③与目前提供的 API 相比，拟提供的 API 的有机杂质、无机杂质、遗传毒性杂质和残留溶剂等杂质谱没有差异
拟定的 API 生产企业的质量标准不需要对 FPP 生产企业的 API 质量标准进行修订

需要提交的文件

①现行版（更新后的）API－PQ 确认文件的复印件，在授权项下，API 生产企业应填写申请者或拟使用该文件的 FPP 生产企业的名称
②按照"参加 WHO 药品认证计划的多来源（仿制）药物制剂成品的文件提交指导原则：质量部分"第 3. 2. S 节项下的 API－PQ 提交程序选项（选项 1：API 认证文件的确认），将文件的相关页用修订后的信息进行替换
③（S. 2. 5）对于无菌 API，应提交 API 的灭菌工艺数据及验证数据
④（S. 4. 1）FPP 生产企业修订后的 API 质量标准复印件
⑤（P. 8. 2）如果 API 质量特性的改变可能影响到 FPP 的稳定性时，承诺选取一批中试规模的 FPP 进行相关的稳定性研究，在目前认可的货架期内继续进行稳定性研究，当产品出现不合格时，立即向 WHO/PQP 报告

变更的描述	需要满足的条件	需要提交的文件	报告类型
7. 提交辅料或 API（增加或替代）的关于传染性海绵状脑病（TSE）的新的或更新后的 CEP	无	1	AN

需要满足的条件
无

需要提交的文件

①现行（更新后）版本的 TSE CEP 复印件

6 质量变更

3.2.S 药物成分（API）

3.2.S.2 生产

变更的描述		需要满足的条件	需要提交的文件	报告类型
8. 替代或新增一个 API 的新生产场地或生产企业				
8.a.1	只进行 API 检测	1, 2, 4	1, 3~4	IN
8.a.2		2, 4	1, 3~4	Vmin
8.b.1	API 起始物料的生产	3~4	不需要执行变更程序：这类变动可视为 APIMF 持有者对 APIMF 的补充	
8.b.2		4~5	1~2, 12	IN
8.b.3		无	1, 2, 5, 7~8, 12, 13	Vmaj
8.c.1	API 中间体的生产	3~4	不需要执行变更程序：这类变动可视为 APIMF 持有者对 APIMF 的补充	
8.c.2		4~6	1~2, 12	IN
8.c.3		无	1, 2, 5, 7~8, 12, 13	Vmaj
8.d.1	API 的生产（APIMF 程序）	3, 7~9	1, 2, 6, 8	IN
8.d.2		3, 7~9	1, 2, 6~8	Vmin
8.e.1	API 的生产（全部文件）	1, 9~11	1~2, 4, 8~9	IN
8.e.2		无	1, 2, 4, 5, 7~8, 10~11, 13	Vmaj

变更的描述	需要满足的条件	需要提交的文件	报告类型

需要满足的条件

① API 为非无菌物料

②已成功完成分析方法的转移

③新的生产场地拥有通过 APIMF 程序的 APIMF，FPP 生产企业持有有效的授权信

④ FPP 生产企业的 API 质量标准没有变化

⑤ API 起始物料的杂质谱与获得认可的其他来源的起始物料的一致。引入新的供应商不需要对 API 生产企业的 API 起始物料的质量标准进行修订。合成工艺路线经过确认，与以往认可的合成路线相同

⑥质量标准（包括所有物料的工艺控制和分析方法）、生产方法和合成工艺，经过确认与获得认可的 API 标准完全相同。引入新的供应商不需要对 API 生产企业的 API 中间体的质量标准进行修订

⑦ FPP 的放行标准和货架期质量标准没有变化

⑧拟供应的 API 的有机杂质、无机杂质、遗传毒性杂质和残留溶剂等杂质谱没有变化。按照拟定的 API 生产企业质量标准，不需要 FPP 生产企业对所用 API 的质量标准进行修订

⑨对于低溶解性 API，晶型保持一致，当粒径为关键参数时（包括低溶解性 API），与制备生物批制剂用的 API 批相比，粒径分布没有显著性差异

⑩质量标准（包括所有物料的工艺控制和分析方法）、制备方法（包括批量）和详细的合成路线，经过确认与已或认可的内容完全相同（这些情况一般仅限于同一个生产企业增加一个生产场所或有证据表明新增的合同生产场所与主要的生产企业具有相似的获得认可的质量体系）

⑪对于在生产工艺中用到的人源性或动物源性物料，生产企业未使用任何需要按照现行的"WHO 生物制品及药品相关的 TSE 指导原则"（www. who. int/biologicals）、"EMA 降低人用和兽用药品的传染性动物海绵状脑病风险因子指南注释（www. emea. europa. eu/ema）"或 ICH 地区或国家的相关指导原则进行病毒安全性评价的新供应商

需要提交的文件

①（S. 2. 1）拟定生产场所、参与生产或检测（包括区域或单元）的设施的名称、地址和职责。如有，还应提供有效的检测授权证书或 GMP 证书

②（S. 2. 2）逐项比现有场所与拟定场所在 API、中间体或 API 起始物料（如有）生产工艺流程方面的差异，并对差异进行列表汇总

③（S. 4. 3）验证报告或方法转移报告的总结复印件，证明将用于拟定场所的分析测定法的等效性

④（S. 4. 4）当前和拟用生产企业/场地生产的至少两批（最低为中试规模）API 的批记录、检验报告书和批分析数据（以列表比较的方式）

⑤按照"参加 WHO 药品认证计划的多来源（仿制）药物制剂成品的文件提交指导原则：质量部分[7]"第 3.2.S 节项下的要求，提供相关的全部资料

⑥按照"参加 WHO 药品认证计划的多来源（仿制）药物制剂成品的文件提交指导原则：质量部分[8]"第 3.2.S 节项下关于 APIMF 的选项，提交符合要求的全部的新 APIMF 文件公开部分（提供模块 1 中的授权信）

⑦（P.8.2）如果 API 质量特性的改变可能影响到 FPP 的稳定性时，承诺选取一批中试规模的 FPP 进行相关的稳定性研究，在目前认可的货架期内继续进行稳定性研究，当产品出现不合格时，立即向 WHO/PQP 报告

⑧（S.4.1）FPP 生产企业的 API 质量标准复印件

⑨（S.2）由认证 FPP 的供应商提供的声明：API 及 API 生产工艺中的关键（最后一步）中间体（如适用）的合成路线、物料、质控方法和质量标准和质量控制方法与已获认可的 API 完全相同

⑩新 API 对 FPP 安全性、有效性和质量方面的影响

⑪对于低溶解性 API，当新 API 的晶型不同或当粒径为关键参数时（包括低溶解性 API），新 API 与制备生物批制剂用 API 批的粒径分布有显著差异时，证明上述差异不影响 FPP 的质量和生物利用度的材料

⑫由新供应商和 API 生产企业签发的至少一批 API 起始物料或中间体（如适用）的检验报告书。使用新旧两种来源的 API 起始物料或中间体生产的 API 的批分析结果比较。对于植物来源的替代起始物料，必需建立杀虫剂残留量的控制方法。可通过下列两种途径实现这一目标：①获得起始物料供应商关于植物材料在生长过程中未使用杀虫剂的证明；②提供一批起始物料的杀虫剂检测报告

⑬变更供应商是否需要开展 API 稳定性研究的分析材料，如需开展研究，应提交承诺文件

	变更的描述	需要满足的条件	需要提交的文件	报告类型
9a	在目前认可的 API 生产场地内变更或新增生产单元	1 ~ 5	不需要执行变更程序：这类变动可视为 APIMF 持有者对 APIMF 的补充	
9b		1, 3 ~ 5	1 ~ 4	IN
需要满足的条件 ① API 为非无菌物质 ② API 生产区或单元拥有通过 APIMF 程序的 APIMF ③拟定的生产场所与获得认可的生产企业具有相同的质量体系				

7　见注 3。

8　见注 3。

④对于低溶解性 API，晶型保持一致，当粒径为关键参数时（包括低溶解性 API），与制备生物批制剂用的 API 批相比，粒径分布没有显著性差异

⑤ API 及 API 生产工艺中的关键（最后一步）中间体（如适用）的合成路线、质控方法和质量标准已获认可的 API 完全相同。允许使用的设备略有差异

需要提交的文件

①（S.2）由 FPP 的供应商提供的声明：API 及 API 生产工艺中的关键（最后一步）中间体（如适用）的合成路线、质控方法和质量标准与已获认可的 API 完全相同

②（S.2.1）拟定生产场所、参与生产或检测（包括区域或单元）的设施的名称、地址和职责。如有，还应提供有效的检测授权证书或 GMP 证书

③（S.4.4）当前认可的企业/场地和拟用生产企业/场地生产的至少两批（最低为中试规模）API 的批记录、检验报告书和批分析数据（以列表比较的方式）

④（S.2.2）逐项比较现有场所与拟定场所在 API、中间体或 API 起始物料（如有）生产工艺流程方面的差异，并对差异进行列表汇总

变更的描述		需要满足的条件	需要提交的文件	报告类型
10a	变更 API 生产工艺	1～3，9	1～2，8	AN
10b.1		1～2，4，6～9	3～4，11～12	IN
10b.2		1～2，4，6～8，10	3～4，11～12	Vmin
10c		1～2，4～7	3～4，11～12	Vmin
10d		无	2～14	Vmaj

需要满足的条件

① API 的物理形态（比如晶体、无定型）没有变化

②对于低溶解性 API，晶型保持一致，当粒径为关键参数时（包括低溶解性 API），与制备生物批制剂用的 API 批相比，粒径分布没有显著性差异

③生产场地拥有通过 APIMF 程序的 APIMF

④对于在生产工艺中用到的人源性或动物源性物料，生产企业不需要进行病毒安全性评价或 TSE 风险评估

⑤合成工艺路线没有变化（中间体保持不变），在工艺中未使用新的试剂、催化剂或溶剂

⑥ API 的物理化学性质、杂质谱（杂质的数量和含量）均未变化

⑦变更不影响无菌 API 的灭菌工艺

⑧变更只涉及最终（最后一步）中间体前的工艺

⑨变更不需要对起始物料、中间体或 API 的质量标准进行修订

⑩变更不需要对 API 的质量标准进行修订

需要提交的文件

① APIMF 补充文件接受函的复印件

②（P.8.2）如果 API 质量特性的改变可能影响到 FPP 的稳定性时，承诺选取一批中试规模的 FPP 进行相关的稳定性研究，在目前认可的货架期内继续进行稳定性研究，当产品出现不合格时，立即向 WHO/PQP 报告

③（S.2.2）逐项比较现有生产工艺与新工艺的差异

④（S.2.2）拟定合成工艺路线的流程图及生产工艺的简要介绍

⑤（S.2.3）拟用 API 的生产工艺中使用的物料（比如原料、起始物料、溶剂、试剂和催化剂）质量及质控方法

⑥（S.2.3）所有新来源物料的 TSECEP 证书；或具有 TSE 风险的特定来源的物料已经过权威部门的评价并符合现行的"WHO 生物制品及药品相关的 TSE 指导原则"（www.who.int/biologicals）、"EMA 降低人用和兽用药品的传染性动物海绵状脑病风险因子指南注释（www.emea.europa.eu/ema）"或 ICH 地区或国家的相关指导原则进行病毒安全性评价的证明性文件

⑦（S.2.4）关键合成步骤及中间体的控制文件（如适用）

⑧（S.2.5）工艺验证和（或）灭菌评价研究的证明性文件（如适用）

⑨（S.3.1）结构确证的资料

⑩（S.3.2）杂质的资料

⑪（S.4.1）目前认可的 API（起始物料和中间体，如适用）的质量标准复印件

⑫（S.4.4）按照当前和拟用生产工艺生产的至少两批（最低为中试规模）API 的批记录、检验报告书和批分析数据和结果汇总（以列表比较的方式）

⑬（S.7.1）至少 2 批拟用 API 的至少 3 个月的加速稳定性试验结果（如适用，包括中间体），以及 3 个月的长期稳定性试验结果

⑭对于低溶解性 API，当新 API 的晶型不同或当粒径为关键参数时（包括低溶解性 API），新 API 与制备生物批制剂用 API 批的粒径分布有显著差异时，证明上述差异不影响 FPP 的质量和生物利用度的材料

变更的描述	需要满足的条件	需要提交的文件	报告类型
11. 变更 API 生产过程中的工艺质控方法或限度			
11a 生产工艺控制的变更	1	不需要执行变更程序：这类变动可视为 APIMF 持有者对 APIMF 的补充	
11b 严格工艺过程控制的限度	2 ~ 4	1	AN
11c 增加新的工艺过程控制和限度	2 ~ 5	1 ~ 5	AN
11d 因安全性或质量问题而增加或替换过程控制项目	无	1 ~ 5，7，8 ~ 10	Vmin
11e.1 删除一项工艺过程控制项目	2，6 ~ 7	1 ~ 3，6	AN
11e.2 删除一项工艺过程控制项目	无	1 ~ 3，7 ~ 10	Vmaj
11f 放宽工艺过程控制的限度	无	1 ~ 3，5，7 ~ 10	Vmaj

需要满足的条件

① API 生产场地已经通过了 APIMF 程序的认可

②导致变更的原因不是由于生产过程中出现了意外事件，例如出现了新的未经安全性评价的杂质、总杂质限度发生了改变等

③所有的变更均应符合当前已批准的标准限度

④保持相同的检测方法或仅仅发生了微小变更

⑤所有新的检测方法均不得涉及创新的非标准技术或者是标准技术的新用途

⑥ 受影响的是非重要参数

⑦变更不影响无菌 API 的灭菌工艺

需要提交的文件

① 当前和拟定工艺过程检测方法的对比列表

② （S.2.2）拟定合成工艺路线的流程图及生产工艺的简要介绍

③ （S.2.4）关键合成步骤及中间体的控制文件（如适用）

④所有新的非药典分析方法和验证数据的详细资料

⑤对新的工艺过程控制方法和（或）限度的说明

⑥证明该参数不重要的说明和（或）风险评估报告

⑦（S.2.5）工艺验证和（或）灭菌评价研究的证明性文件（如适用）

⑧（S.3.2）杂质的资料

⑨（S.4.1）目前认可的 API（起始物料和中间体，如适用）的质量标准复印件

⑩（S.4.4）至少 2 批（最低为中试规模）API 的批记录、检验报告书和批分析数据和结果汇总（以列表比较的方式），需包括所有的质量标准参数

变更的描述	需要满足的条件	需要提交的文件	报告类型
12. 变更 API 或中间体的批量			
12a 将批量扩大至当前已批准的 10 倍以内	1~2, 4, 6	1, 3~4	AN
12b.1　缩小规模	1~4	1, 3~4	AN
12.b.2　缩小规模	1~3	1~4	IN
12c 生产规模的变更（APIMF 程序）	5	1~2, 4~5	AN
12d 将批量扩大至当前已批准的 10 倍以上	1~2, 4, 6	1, 3~4	Vmin
需要满足的条件			

①对生产工艺的变更仅限于因工艺放大或缩小而必须进行的变更，例如使用了不同规模的设备

②变更不会对生产工艺的重现性产生不利影响

③变更的原因不是由于生产过程中出现的意外事件或稳定性问题

④变更不涉及无菌 API

⑤ API 生产场地及批量均通过了 APIMF 程序的认可

⑥批量的增加与获得批准的原始批量或经过重大/一般变更并获得认可的批量相关

需要提交的文件

①（S.2.2）生产工艺的简要介绍。当前和拟定工艺过程检测方法的对比列表

②（S.2.5）工艺验证和（或）灭菌评价研究的证明性文件（如适用）

③（S.4.1）目前认可的 API（起始物料和中间体，如适用）的质量标准复印件

④（S.4.4）由 FPP 生产企业签发的按照目前批量和拟定批量生产的至少各两批的批分析数据（以列表比较的方式）

⑤ APIMF 补充文件接受函的复印件

变更的描述	需要满足的条件	需要提交的文件	报告类型
13. 变更生产 API 所用物料（如原料、起始物料、反应中间体、溶剂、试剂、催化剂）的质量标准或分析规程			
13a 任何变更	1	不需要执行变更程序：这类变动可视为 APIMF 持有者对 APIMF 的补充	
13b 严格质量标准的限度	2 ~ 4	1 ~ 3	AN
13c 分析规程的一般变更	5 ~ 7	2 ~ 3	AN
13d 增加新的质量标准参数及相应的分析规程	2, 7 ~ 9	1 ~ 3	AN
13e 删除质量标准参数或分析规程	2, 10	1 ~ 4	AN
13f 因安全性或质量问题而删除或替换质量标准参数	无	1 ~ 3, 5	Vmin
13g 放宽已批准的溶剂、试剂、催化剂和原料的质量标准限度	4, 7, 9 ~ 10	1 ~ 3, 4	IN
13h 放宽已批准的 API 起始物料及中间体的质量标准限度	无	1 ~ 3, 5	Vmaj
需要满足的条件			
① API 生产场地已经通过了 APIMF 程序的认可			
②导致变更的原因不是由于生产过程中出现了意外事件而导致产品不合格或稳定性问题			
③所有的变更均应在当前已批准的标准限度内			
④分析规程保持不变			
⑤分析方法基于相同的分析技术或原理（比如在分析规程允许的范围内对柱长或其他参数的改变，但不能进行超出限度外的变更，比如不得改变色谱柱填料类型或方法）			
⑥按照相关的指导原则，已进行了适当的验证研究工作并证明更新后的检测方法至少与以往的检测方法等效			
⑦不改变总杂质量的限度，未检出新的杂质			
⑧所有新的检测方法均不得涉及创新的非标准技术或者是标准技术的新用途			
⑨变更不涉及遗传毒性的杂质			
⑩受影响的参数不是重要指标或替代的分析规程此前已经获得认可			

需要提交的文件
①当前和拟定质量标准的对比表
②（S.2.3）生产 API 所需的原材料、起始物料、溶剂、试剂、催化剂等物料的质量及质控信息，如适用
③（S.2.4）中间体信息，如适用
④证明参数不重要的说明和（或）风险评估资料
⑤（S.3.2）杂质信息，如适用

3.2.S.4　API 生产企业对 API 的控制

变更的描述	需要满足的条件	需要提交的文件	报告类型
14. API 生产企业对 API 的检测指标、接受标准或分析规程的变更，该变更不要求 FPP 生产企业对 API 的质量标准进行变更，其中涉及			
14a　API 通过 APIMF 程序支持	1~2	不需要变动；这样的改变被相关 APIMF 的修正	
14b　API 不通过 APIMF 程序支持	2	1~4	IN
需要满足的条件			
①修订的测试参数，验收标准或分析程序作为对相关 APIMF 的修订并且接受			
②API 制造商已向 FPP 厂家提供相关文档。FPP 制造商已经考虑了 API 制造商的修订并确定没有对 FPP 制造商的相应修订 API 测试参数，验收标准或分析程序要求，确保对 API 保持的充分控制			
需要提交的文件			
①（S.4.1）当前和拟议的 API 规范的副本，包括 API 制造商的签名和日期			
②（S.4.2）如果使用新的分析程序，需要有分析程序的副本或摘要			
③（S.4.3）如果适用，需要新的或修订的分析程序的验证报告的副本或摘要			
④说明为何这种更改不会影响 FPP 制造商质量标准的原因			

3.2.S.4　FPP 生产企业对 API 的控制

变更的描述		需要满足的条件	需要提交的文件	报告类型
15. FPP 生产企业对 API 的检测指标、接受标准或分析规程的变更，其中涉及				
15a　按照药典标准项下该 API 的质量要求，更新测试参数或可接受（放行）标准，使其符合官方认可的药典各论标准		11	1～5	AN
15b.1	删除测试参数	1～2	1，6	AN
15b.2		10	1，6，8	IN
15b.3		无	1，6	Vmaj
15c.1	增加测试参数	1，4～8	1～6	AN
15c.2		1，5～6，10	1～6，8	IN
15c.3		1，5～6	1～6	Vmin
15c.4		无	1～7	Vmaj
15d.1	测试参数的替换	1，5～8	1～6	IN
15d.2		5，7，10	1～6，8	Vmin
15d.3		无	1～7	Vmaj
15e.1	收紧放行标准	1，3，9	1，6	AN
15f.1	放宽放行标准	1，5～9	1，6	IN
15f.2		5，7，10	1，6，8	Vmin
15f.3		无	1，6～7	Vmaj

需要满足的条件

①该变更不是由于生产过程中意外事故导致产品不合格或出现稳定性方面的担忧而引起

②删除的测试已经被证明对于剩余的测试是冗余的

③该变化在当前接受的放行标准的范围内

④任何新的分析程序都不涉及新的非标准技术或以新方式使用的标准技术

⑤对于不溶性 API，多晶型形式没有更改，任何时候颗粒尺寸都是关键（包括低溶解度 API），粒径分布验收标准不能更改

⑥在 ICH 识别阈值上没有发现额外的杂质

⑦该变更不涉及无菌测试

⑧该变更不涉及基因毒性杂质的控制

⑨相关的分析程序保持不变

⑩该变更是由于 API 制造商的质量标准的修订而引起的，并被接受为 APIMF 修订的一部分

⑪不需要改变 FPP 放行及货架期质量标准

需要提交的文件

① (S. 4. 1) 拟议的 API 质量标准（FPP 生产企业）的副本，包括授权人员签署及日期，并提供目前接受的和建议质量标准的比对表格。此外，如果更改是由 API 制造商的质量标准修订引起的，API 质量标准（API 生产企业）的副本，包括授权人员签署及日期，并提供目前接受的和建议质量标准的比对表格

② (S. 4. 2) 如果使用新的分析程序，需要有分析程序的副本或摘要

③ (S. 4. 3) 如果使用新的分析程序，FPP 生产企业发布的验证或验证报告的副本或摘要

④ (S. 4. 3) 如果内部分析程序被使用或药典标准声明，需要内部程序和药典方法的等效研究结果

⑤ (S. 4. 4) 如果实施新的测试和（或）分析方法，对于至少一个批次的批次描述，分析证书或批次分析报告以及表格格式的结果总结摘要

⑥ (S. 4. 5) 提出的 API 质量标准（例如测试参数，验收标准或分析程序）

⑦ (P. 2) 当不溶性 API 的粒度标准发生变化时，无论怎样颗粒大小都是关键，需要提供证据表明，这些变化不影响 FPP 的体外释放性质和生物利用度。通常，对于使用符合所提出的标准的 API 制造的一批 FPP，提供多点比较溶出曲线 [在 3 种介质中覆盖生理范围（pH 1. 2 或 0. 1N HCl，PH 4. 5 和 PH 6. 8）而不含表面活性剂]；使用符合目前接受标准的 API 制造的一批 FPP；和用于登记生物等效性研究的 FPP 批次的数据。然而，如果常规溶出介质含有表面活性剂，申请人应联系 WHO／PQP 寻求建议。对于不溶性 API 的多晶型物的改变，申请人应在开始任何调查之前联系 WHO／PQP 以获得建议

⑧ APIMF 修改接受函副本

变更的描述	需要满足的条件	需要提交的文件	报告类型
16. FPP 生产企业对 API 质控用分析规程的变更，其中涉及			
16a 将内部分析方法变更为法定约典方法，或从一个法定药典方法变更为另一个法定药典方法	无	1 ~ 3	AN
16b 从目前的内部分析程序改为官方认可的药典分析程序，或从一个官方认可的药典中的分析程序改为另一个官方公认的药典分析程序	无	1 ~ 4	IN

16c.1	分析过程的补充	1~3	1~3	AN
16c.2		3, 8	1~3, 5	AN
16c.3		8	1~3, 5	Vmin
16c.4		无	1~3	Vmaj
16d.1	修改或替换分析程序	1~6	1~4	AN
16d.2		2~3, 5~6, 8	1~5	AN
16d.3		1~3, 5~6	1~4	Vmin
16d.4		5~6, 8	1~5	Vmin
16d.5		无	1~4	Vmaj
16e.1	分析过程的删除	6~7	1, 6	AN
16e.2		6, 8	1, 5, 6	IN
16e.3		无	1, 6	Vmaj

需要满足的条件

①任何新的分析程序不涉及新的非标准技术或以新方式使用的标准技术

②该变更不是由于生产过程中意外事故导致生产不合格或出现稳定性方面的担忧而引起

③使用了新的分析方法后，未检测到新的杂质

④分析方法基于相同的分析技术或原理（例如，对分析程序的改变在对色谱柱长度和其他参数的可允许调整内，但不包括超出可接受范围的变化或不同类型的色谱柱和方法）并且没有检测到新的杂质

⑤需要对比研究证明，提出的分析程序至少等同于目前接受的分析程序

⑥该变化不涉及无菌测试

⑦删除的分析程序是一种替代方法，其等同于一种目前已接受的方法

⑧新的或修改的分析方法与 API 生产企业使用的相同，并且已被接受作为相关 APIMF 修订的一部分

需要提交的文件

①（S.4.1）授权人员日期和签字的拟议 API 质量标准的副本，以及目前接受和拟议规格的比较表

②（S.4.2）如果新的分析程序或有重要修改的分析程序被使用，则应提供分析程序的副本或摘要

③（S.4.3）如果新的分析程序或有重要修改的分析程序被使用，FPP 制造商发布的验证或验证报告的副本或摘要

④（S.4.4）比较分析结果证明提出的分析程序至少等同于公认的分析程序

⑤ APIMF 接受函的副本

⑥（S.4.5）删除分析程序的理由及其支持数据

3.2. S.6 容器密封系统

变更的描述		需要满足的条件	需要提交的文件	报告类型
17a	变更 API 贮存及运输用内包装（主要材料及功能性二级材料）	3，4	1～2，4	AN
17b		1～2，4	2～3	IN
17c		4	1～3	Vmin
需要满足的条件				
①结果表明，所提出的内包装类型在相关属性上（例如，包括运输或相互作用研究的结果以及透湿性等）至少等同于当前公认的内包装类型 ②这种变更不涉及无菌 API ③此更改以前已通过 APIMF 过程接受 ④这种变更不是稳定性问题的结果				
需要提交的文件				
①（S.2.5）与当前过程不同的灭菌过程验证和（或）评估研究的证据 ②（S.6）满足条件1的提出的内包装的信息（例如说明和规格）和数据 ④（S.7.1）对建议的内包装类型进行至少3个月的加速（以及适当的中间）和3个月的长期 API 测试的结果（或在所证明的等效或更多保护性包装的情况下进行研究的承诺） ④ APIMF 接受函的副本				

变更的描述		需要满足的条件	需要提交的文件	报告类型
18. 变更 API 贮存及运输用内包装材料的质量标准，其中包括				
18a	收紧标准限度	1～2	1	AN
18b	增加测试参数	2～3	1～3	AN
18c	非关键参数删除	2	1，4	AN
18d	任何变更（APIMF 流程）	4	不需要变更；此类更改将作为对相关 APIMF 的修订进行处理	

需要满足的条件
①该更改在当前可接受的限制范围内
②该变更不是由于生产过程中意外事故导致生产不合格或出现稳定性方面的担忧而引起
③任何新的分析程序不涉及新颖的非标准技术或以新方式使用的标准技术
④更改在此之前已经通过 APIMF 程序被接受
需要提交的文件
①（S.4.5）目前接受和拟议标准的对比表，提出标准的理由
②（S.4.2）新分析程序的方法细节和验证总结
③（S.6）一个批次的分析证明
④阐述该参数不重要的理由

变更的描述		需要满足的条件	需要提交的文件	报告类型
19. 变更 API 内包装材料的分析规程，其中包括				
19a	分析过程的最小变更	1~3	1	AN
19b	对分析程序的其他改变，包括添加或替换分析程序	2~4	1	AN
19c	分析过程的删除	5	2	AN
19d	任何变更（APIMF 流程）	6	不需要变更；此类更改将作为对相关 APIMF 的修订进行处理	

需要满足的条件
①分析方法基于相同的分析技术或原理（例如，对分析程序的改变在对色谱柱长度和其他参数的可允许调整内，但不包括超出可接受范围的变化或不同类型的色谱柱和方法）
② 已根据相关指南进行了适当的（重新）验证研究
③比较研究证明新的分析程序至少等同于目前接受的程序
④任何新的分析程序不涉及新的非标准技术或以新方式使用的标准技术
⑤删除的分析过程是一种替代方法，并且等效于当前接受的方法
⑥此更改以前已通过 APIMF 过程接受

需要提交的文件
①（S.6）比较验证结果，证明目前接受和提出的程序至少是等同的
②删除分析程序的理由

3.2. S.7 稳定性

变更的描述		需要满足的条件	需要提交的文件	报告类型
20. 变更 API 货架期或再检测期限，其中包括				
20a	任何变更（APIMF 过程）	4	4	IN
20b	减少	3	1～2	IN
20c	扩展	1～2	1～3	Vmin
需要满足的条件				
①与 API 直接关联的初级包装或推荐的储存条件不能变更 ②产生的稳定性数据符合目前接受的稳定性方案 ③该变更不是由制造期间出现的意外事件或由于稳定性问题所致 ④修订的重新测试周期已经被之前的 APIMF 程序接受				
需要提交的文件				
①（S.7.1）建议的重新测试期或保质期，根据目前认可的方案和测试结果的稳定性测试的总结 ②（S.7.2）当适用时，更新承认后稳定性议定书和稳定性承诺和变更理由 ③（S.7.3）支持变更的稳定性数据 ④APIMF 接受函的副本				

变更的描述		需要满足的条件	需要提交的文件	报告类型
21. 变更 API 标签所示贮存条件，其中包括				
21a	任何储存条件的变更（APIMF 过程）	1	1	IN
21b	任何储存条件的变更	2	2	Vmin
需要满足的条件				

①修订的储存条件先前已通过 APIMF 程序接受
②该变更不是由制造期间出现的意外事件或由于稳定性问题所致
需要提交的文件
① APIMF 接受函的副本
②（S.7.1）支持储存条件变更的稳定性和（或）兼容性测试结果

3.2. P 药品（或 FPP）

3.2. P.1 FPP 的描述及组分

变更的描述		需要满足的条件	需要提交的文件	报告类型
22a	变更溶液剂的组分	1～6	2，4，7，9～10	IN
22b		无	1～10	Vmaj

需要满足的条件
①受影响的赋形剂不影响 API 的溶解性和（或）吸收
②受影响的赋形剂不起防腐剂或防腐剂增强剂的作用
③受影响的赋形剂或 FPP 的质量标准没有变化
④ FPP 的物理特性没有变化（例如黏度、重量摩尔渗透压浓度和 pH 值）
⑤变化不涉及无菌 FPP
⑥赋形剂在质量上相同。每种赋形剂的量（或浓度）的变化在最初预评价产品中每种赋形剂的量（或浓度）的 ±10% 内
需要提交的文件
①支持临床或比较性的生物利用度数据或根据当前世界卫生组织指南关于豁免新的生物等效性研究的理由
②（P.1）FPP 的描述和组成
③（P.2）讨论拟议产品的成分（例如选择赋形剂，API 和赋形剂的相容性，改变产品的包装系统的适用性研究）
④（P.3）批量公式，制造过程和过程控制的描述，关键步骤和中间体的控制，过程验证协议和（或）评价
⑤（P.4）如果提议使用新的赋形剂，赋形剂的控制

⑥（P.4.5）如果适用，对于任何易受 TSE 风险影响的动物源的任何新组分的 CEP，或在适用情况下，证明 TSE 风险材料的特定来源先前已在 ICH 区域的 NMRA 评估，并显示符合 ICH 区域或相关国家的现行指南的范围。每种材料应包括以下信息：制造商名称、材料来源的物种和组织、源动物的原产国以及材料的使用

⑦（P.5）FPP 放行和货架期质量标准副本以及至少两个试点或生产规模批次的分析证书。如果适用，证明新的赋形剂不干扰 FPP 的分析程序的数据

⑧（P.8.1）对至少两个试点或生产批次进行稳定性试验的结果，至少 3 个月的加速（和中间，适当）和 3 个月的长期测试

⑨（P.8.2）更新后验收稳定性方案和稳定性承诺，将拟议产品的每个规格的第一个生产规模批次放入长期稳定性计划中（可以应用多规格和包装组件的括号法和矩阵化，如果有科学证明）

⑩（R.1）高亮显示更改的空白主生产文档的相关页面副本，以及一个批次的已执行生产文档的相关页面，以及确认除了突出显示的生产文档之外没有对生产文档进行更改

变更的描述		需要满足的条件	需要提交的文件	报告类型
23. 变更 FPP 的着色或矫味系统，涉及				
23a	减少或增加着色或调味系统的一种或多种组分	1～3，6	1，4，6～7	AN
23b	去除，添加或替换着色剂或调味系统的一种或多种组分	1～6	1～7	IN
需要满足的条件				
①药物形式的功能特性没有改变，例如崩解时间或溶出曲线				
②使用目前构成 FPP 制剂的主要部分的赋形剂进行对制剂的任何微小调整以维持总重量				
③ FPP 的质量标准仅在外观，气味和（或）味道方面更新，或者如果相关，删除或添加用于识别的测试				
④任何新组分必须符合 3.2.9.4 节"WHO 药品认证计划的多来源（仿制）药物制剂成品的文件提交指导原则"：质量部分[9]				

---

9 见注3。

⑤任何新的组成部分不包括使用人类或动物来源的材料，需要评估病毒安全数据或符合当前的世界卫生组织关于生物和医药产品的传染性海绵状脑病的指南（www. who. int ／ biologicals）或 EMA 的关于通过人类和兽医药品（www. emea. europa. eu／ema）或 ICH 地区和相关国家的同等指南最小化传播动物海绵状脑病病毒的风险的指南

⑥在适用的情况下，该变化不影响不同规格之间的差异，并且对于儿科制剂，不需要提交味觉可接受性研究的结果

需要提交的文件

① FPP 样品

②（P. 2）关于 FPP 组分的讨论（例如 API 的相容性和着色或调味系统的定性组成，如果作为混合物购买的话，如果相关的话，附质量标准）

③（P. 4. 5）任何对 TSE 风险敏感的任何新的动物源组分的 CEP，或者在适当情况下，证明 TSE 风险材料的特定来源先前已经在 ICH 地区或相关国家的 NMRA 评估，显示符合当前指南在 ICH 地区或相关国家的国家的范围。每种材料应包括以下信息：制造商名称、材料来源的物种和组织、源动物的原产国以及材料的使用

④（P. 5）修订的 FPP 版本和货架期标准副本以及至少两个试点或生产规模批次的分析证书

⑤（P. 5. 3）如适用，证明新的赋形剂不干扰 FPP 分析程序的数据

⑥（P. 8. 1）对至少两个试点或生产批次进行稳定性试验的结果，这些试验至少有 3 个月的加速（和中间适当）和 3 个月的长期试验

⑦（R. 1）空白主生产文件的相关部分的副本，其中突出显示更改以及一个批次的已执行生产文件的相关页面，并确认除突出显示的生产文档之外没有更改生产文档

变更的描述		需要满足的条件	需要提交的文件	报告类型
24. 变更片剂包衣或胶囊壳的重量，涉及				
24a	普通释放口服 FPP	1 ~ 3	2 ~ 5	AN
24b	肠溶或缓释 FPP	无	1 ~ 5	Vmaj
需要满足的条件				

①所提出的产品的多点体外溶出曲线（在常规释放介质中至少两批试验或生产规模），类似于生物分批的溶出曲线

②包衣不是释放机制的关键因素

③ FPP 的质量标准仅在重量和尺寸方面更新（如适用）

需要提交的文件

①根据目前世界卫生组织关于生物等效性的准则不提交新的生物等效性研究的理由（"关于豁免世界卫生组织基本药物普通释放固体口服剂型列表的体内生物等效性要求的建议"，世界卫生组织技术报告系列，第 937 号，2006，附录 8）

②（P.2）在常规释放介质（或介质）中的至少 2 批试验或生产规模的所提出的产品与生物批料的比较多点体外溶出曲线

③（P.5）修订的 FPP 版本和货架期标准和至少一个试验或生产规模批次的分析证书的副本

④（P.8.1）对至少一个试验或生产批次，至少 3 个月的加速（以及适当的中间阶段）和 3 个月的长期试验产生的稳定性试验结果

⑤（R.1）一个批次更改突出显示的空白主生产文件的相关部分的副本，以及一个批次的已执行生产文件的相关页面以及确认除突出显示的生产文件之外没有更改生产文件

变更的描述		需要满足的条件	需要提交的文件	报告类型
25. 变更普通固体口服制剂的组分，涉及				
25a.1	用类似浓度的相当的赋形剂替换单一赋形剂	1~5	1~10	Vmin
25a.2		无	1~10	Vmaj
25b.1	赋形剂的定量变化	1~4	1~4，7~10	Vmin
25b.2		无	1~4，7~10	Vmaj

需要满足的条件

①药物形式的功能特征没有变更

②只对 FPP 的定量组成进行微小调整（见附件 2）；使用目前构成 FPP 制剂的主要部分的赋形剂进行对制剂的任何微小调整以维持总重量

③根据世界卫生组织关于提交多来源（仿制）成品药物文件的准则，已开始进行稳定性研究世界卫生组织药品认证计划的产品：质量部分[10]（有批号指示）和提出申请时相关稳定性参数已在至少两个试验或生产规模批次中进行了评估，覆盖至少 3 个月的令人满意的稳定性数据，并且稳定性结果与当前接受的产品的稳定性数据一致

10　见注 3。

④在至少两个中试规模批次上测定的所提出的产品的溶出曲线类似于生物批料的溶出曲线

⑤该变化不是稳定性问题的结果和（或）不导致潜在的安全问题，即规格之间的区分

需要提交的文件

①支持临床或比较生物利用度数据或根据当前 WHO 生物等效性指南不提交新的生物等效性研究的理由

②（P.1）FPP 的描述和组成

③（P.2）讨论所提出的产品的组分（例如赋形剂的选择，API 和赋形剂的相容性），在所提出的产品的至少两批试验或生产规模上获得的多点体外溶出曲线比较，临床批产品（取决于药物的溶解度和渗透性，在常规释放介质中或在覆盖生理 pH 值范围的多种介质中的溶解）

④（P.3）批量公式，制造过程和过程控制的描述，关键步骤和中间体的控制，过程验证协议和（或）评价

⑤（P.4）如果建议用新的赋形剂，赋形剂的控制

⑥（P.4.5）如果适用，对任何易受 TSE 风险影响的动物源的任何新组分的 CEP，或在适用情况下，证明 TSE 风险物质的特定来源先前已在 ICH 地区或相关国家的 NMRA 评估，并且显示 遵守当前指南在 ICH 地区或相关国家的国家的范围。每种材料应包括以下信息：制造商名称、材料来源的物种和组织、源动物的原产国及其用途

⑦（P.5）至少两个试点或生产规模批次的 FPP 放行和货架期质量标准副本以及分析证书。如果适用，证明新的赋形剂不干扰 FPP 的分析程序的数据

⑧（P.8.1）对至少两个试点或生产批次进行稳定性试验的结果，这些试验至少有 3 个月的加速（和中间适当）和 3 个月的长期试验

⑨（P.8.2）更新后验收稳定性方案和稳定性承诺，以将所提出的产品的每个规格的第一生产规模批次放入长期稳定性程序中（如果科学上合理，可以应用于多个规格和包装部件的包围和矩阵化）

⑩（R.1）空白主生产文件的相关部分的副本，其中突出显示更改以及一个批次的已执行生产文档的相关页面，并确认除了突出显示的生产文档之外，生产文档没有更改

变更的描述		需要满足的条件	需要提交的文件	报告类型
26. 变更或增加压印、模印或其他印记，包括替换或增加制作产品印记的墨水及刻痕结构，涉及				
26a	压印、模印或其他印记的变化	1 ~ 3	1 ~ 2, 5 ~ 6	IN
26b	删除刻痕线	2 ~ 5	1, 5 ~ 6	IN
26c.1	增加刻痕线	2 ~ 4	1, 3, 5 ~ 6	Vmin
26c.2		无	1, 3 ~ 6	Vmaj

需要满足的条件

①任何墨水符合世界卫生组织关于为世界卫生组织药品认证计划提交多来源（仿制）药物制剂成品的文件指导文件第 3.2.P.4 节：质量部分[11]

②该变化不影响 FPP 的稳定性或性能特征（例如释放速率）

③对 FPP 质量标准的改变是仅通过改变外观或评分而获得的

④一般产品中，刻痕线的增加或删除符合对照产品中的类似变化或符合 WHO / PQP 要求

⑤刻痕划分并非旨在对 FPP 分成相等剂量

需要提交的文件

① FPP 样品

②（P.1）如作为混合物购买，油墨的定性组成

③（P.2）片剂部分的剂量单位的均匀性的证明，其中刻痕划分旨在将 FPP 分成等剂量

④（P.2）用于肠溶制剂，缓释产品的片剂部分的释放曲线相似性的证明

⑤（P.5）修订的 FPP 放行和货架期标准的副本

⑥（R.1）空白主生产文件的相关部分的副本，其中突出显示更改以及一个批次的已执行生产文档的相关页面，并确认除突出显示的生产文档之外没有更改生产文档

变更的描述		需要满足的条件	需要提交的文件	报告类型
27. 在不改变组分的种类和质量以及制剂平均重量的前提下，变更药物制剂的外形尺寸，涉及				
27a	除 27b 项下的所述外的片剂、胶囊、栓剂和阴道栓	1～2	2～6	IN
27b	肠溶、缓释 FPP 和刻痕片	1～2	1～6	Vmin

需要满足的条件

① FPP 的质量标准仅针对 FPP 的外形尺寸进行更新

②当前和提议的产品版本的多点体外溶出曲线（在常规释放介质中测定，至少一批试验或生产规模），是可比的

需要提交的文件

①对于肠溶、缓释或迟释 FPP，根据当前世界卫生组织关于生物等效性的指南不提交新的生物等效性研究的理由。对于其中打分旨在将 FPP 分成相等剂量的刻痕片剂，证明片剂部分的均匀性

② FPP 样品

③（P.2）讨论当前接受的和提出的产品之间的制造过程的差异以及对产品性能的潜在影响

④（P.2）至少一批当前和建议产品的试验或生产规模，常规释放介质中的比较多点体外溶出曲线

⑤（P.5）修订的 FPP 放行和货架期标准的副本

⑥（R.1）空白主生产文件的相关部分的副本，其中突出显示更改以及一个批次的已执行生产文档的相关页面，并确认除了突出显示的生产文档之外没有更改生产文档

3.2.P.3 生产

变更的描述		需要满足的条件	需要提交的文件	报告类型
28. 替换或增加 FPP 的部分或全部生产工艺的产地，涉及				
28a	所有类型的 FPP 的外包装	2～3	1	IN
28b	内包装场所			

28b. 1	固体 FPP（例如片剂，胶囊），半固体 FPP（例如软膏，乳膏）和溶液液体 FPP	2 ~ 4	1, 8	IN
28b. 2	其他液体 FPP（混悬液，乳液）	2 ~ 5	1, 5, 8	IN
28c	除批量控制和（或）释放测试之外的所有其他制造操作	1 ~ 3, 5	1 ~ 9	Vmin

需要满足的条件

①批次公式，制造过程和过程控制，设备类别和过程控制，关键步骤和中间体的控制或 FPP 质量标准的变更

②最近 3 年由世界卫生组织或 SRA 进行的检查结果为满意

③由 NMRA 适当授权的场所（制造药物形式和相关产品）

④该变化不涉及无菌 FPP

⑤根据现行协议，可以在至少 3 个生产规模批次上成功进行验证协议或对新厂址的制造过程进行验证

需要提交的文件

①关于拟议场址在过去 3 年中已获得适当授权的证据，关于药物形式和相关产品：

· 由 NMRA 颁发的当前制造授权，GMP 证书或等效文件的副本；

· 世界卫生组织或 SRA 发布的 GMP 声明或等效声明；

· 世界卫生组织或 SRA 在过去 3 年中对包装设施的最后一次满意检查的日期

②最后结果为满意的检查的日期和范围（说明范围是否是例如产品特定的或与特定药物形式相关）

③（P. 2）如果适用，对于 API 以非溶解形式存在的半固体和液体制剂，适当的验证数据包括粒度分布和形态的显微成像

④（P. 2）对于固体剂型，在常规释放介质中进行比较溶出试验的数据，证明溶出曲线与临床批产品的溶出曲线相似，在来自当前和建议的制造场所的一个生产规模批次和与临床批产品结果的比较，承诺在 2 个生产批次上产生溶出曲线

⑤（P. 3. 5）针对所提议的批量大小的三个批次的过程验证报告或验证协议（方案），其包括根据需要与 f 2 计算的生物批次结果的溶解对比

⑥（P. 5. 1）放行和货架期标准的副本

⑦（P.5.4）来自拟建场址的一个生产规模批次的批次分析数据和来自前一场址的最后 3 批次的比较数据

⑧（P.8.2）更新后验收稳定性方案和稳定性承诺，将新场址生产的 FPP 的第一个生产规模批次放入长期稳定性计划中（包括多个规格和包装组分的围包和矩阵化 如果科学上合理的话）

⑨（R.1）在新场址制造的一批 FPP 的执行生产文件

变更的描述	需要满足的条件	需要提交的文件	报告类型
29. 替换或增加药物制剂成品的批质量控制检测实验室	1~2	1~3	AN
需要满足的条件			
①场地由 NMRA 适当授权，并由世界卫生组织或 SRA 进行的检查结果为满意			
②从当前测试点到拟议的测试点的方法转移已经成功完成			
需要提交的文件			
①在应用程序附带的信函中清楚标识当前接受和提议的质量控制站点			
②有证据证明该场地得到了 NMRA 的适当授权，并由世界卫生组织或 SRA 进行的检查为满意			
③（P.5.3）成功将分析程序从现行地点转移到拟议地点的证明文件			

变更的描述		需要满足的条件	需要提交的文件	报告类型
30. 变更 FPP 的批量，涉及				
30a	扩大至临床批量的 10 倍	1~7	2, 5~6	IN
30b	缩小	1~5	2, 6	AN
30c	其他情况	1~7	1~7	Vmin
需要满足的条件				
①该变化不影响产品的再现性和（或）一致性				
②该变化仅涉及普通释放的口服药物形式和非无菌液体形式				
③制造方法和（或）过程控制的改变只是批量大小改变所必需的那部分，例如，不同尺寸设备的使用				

④根据当前的验证协议，可以获得验证协议或已经成功地进行了 3 个生产规模批次的制造的验证

⑤该变化不是由制造期间出现的意外事件或由于稳定性问题所必需的

⑥该变化不需要支持体内数据

⑦在固体口服剂型的情况下，生物批量大小为至少 100 000 单位

需要提交的文件

①（P.2）对于固体剂型：在常规释放介质中的溶出曲线数据，至少一个代表性生产规模批次和数据与临床批量结果的比较，以及一个生产批量的前一批量。关于接下来两个完全生产规模批次的数据应根据要求提供，如果它们不满足溶出曲线相似性（f2）要求，则应报告。对于半固体剂型（例如洗剂，凝胶，霜剂和软膏）溶解或非溶解形式的 API，膜扩散的比较体外数据（膜释放测试）应当提交或根据要求提供

②（P.3.5）三批建议批量或验证协议（方案）的过程验证报告

③（P.5.1）放行和货架期标准的副本

④（P.5.4）以目前接受的和建议的批量大小制造的至少一个生产规模批次的批量分析数据（以比较表格格式）。接下来两个完整生产批次的数据应根据要求提供，如果不符合规定（提出补救措施），应立即由产品供应商报告

⑤（P.8.2）更新稳定性方案（由授权人员批准）和稳定性承诺，将建议批量表中每个规格的第一个生产规模批次放入长期稳定性计划中（包括多个规格的括号法和矩阵，包装组件可以应用，如果科学上证明）

⑥（R.1）空白主生产文件的相关部分的副本，以及一个批次的已执行生产文件的相关页面（如果根据文件 4 要求制造）（上述），并确认没有更改除突出显示外的生产文件

⑦支持临床或比较生物利用度数据或根据当前世界卫生组织生物等效性指南不提交新的生物等效性研究的理由

变更的描述		需要满足的条件	需要提交的文件	报告类型
31a	变更 FPP 的生产工艺	1~9	1~4, 6~7	AN
31b		1~3, 5~9	1~7	Vmin

需要满足的条件

①该变化不需要支持体内数据

②定性和定量杂质分布或物理化学性质没有变化；溶出曲线类似于生物分批的溶出曲线

③目前接受和提出的产品的制造方法使用相同的原理（例如，从湿法制粒到干法制粒的变化，从直接压片到湿法或干法制粒，或反之亦然，将被认为是制造原理的变化），相同的加工中间体和 该方法中使用的任何制造溶剂没有变化

④相同类别的设备，操作程序，过程控制（没有扩大或删除限制）被用于当前接受和提议的产品；关键工艺参数无变化

⑤中间体或 FPP 的质量标准没有变化

⑥该变更不是由于生产意外事故引起的质量不合格或稳定性问题所致

⑦该改变不涉及包装或标签，其中内包装提供计量和（或）运输功能

⑧该改变不涉及肠溶、缓释或迟释 FPP

⑨该变化不影响无菌 FPP 的灭菌参数

需要提交的文件

①支持临床或比较生物利用度数据或根据当前世界卫生组织关于生物等效性的指南不提交新的生物等效性研究的理由

②（P.2）讨论制造过程的开发，适用时：

· 比较体外测试，例如。在固体剂量单位的常规释放介质中的多点溶出曲线（一个生产批次和来自前面过程的一个批次的比较数据和生物分批结果；关于接下来两个生产批次的数据应当根据要求提供或者结果不合格的话）

· 对于含有溶解或不溶解形式的 API 的非无菌半固体剂型（一个生产批次和来自前面过程的一个批次的比较数据和生物批量结果）的比较体外膜扩散（膜释放测试）；下一个 两个生产批次应提交或应要求提供）

· 颗粒的显微成像，以检查其中 API 以非溶解形式存在的液体产品的形态和比较尺寸分布数据的可见变化

③（P.3）批量公式，制造过程和过程控制的描述，关键步骤和中间体的控制，过程验证协议和（或）评价

④（P.5）根据目前接受的工艺制造的一个生产批次的批次和根据建议的工艺制造的批次的质量标准和分析证书

⑤（P.8.1）对至少两个中试批次（对于不复杂的产品，一个试点批次；另一个试验批次；另一个可以更小）产生的稳定性试验的结果，至少 3 个月的加速（和中间体，酌情）3 个月的长期测试

⑥（P.8.2）更新后验收稳定性方案和稳定性承诺，将拟议产品的第一批生产批次放入长期稳定计划

⑦（R.1）空白主生产文件的相关部分的副本，其中突出显示更改以及执行的生产文件，并确认当前接受的生产文件没有改变，但突出显示的除外

变更的描述		需要满足的条件	需要提交的文件	报告类型
32. 变更 FPP 或中间体的工艺过程检查项目或限度，其中涉及				
32a	收紧过程控制限度	1~2, 5	1	AN
32b	删除检验项目	2, 4	1, 6	AN
32c	增加新的测试和限度	2~3	1~6	AN
32d	修订或更换测试	2~3	1~6	IN

需要满足的条件

①该变更在接受限度的范围内

②该变更不是由于生产意外事故引起的质量不合格或稳定性问题所致

③任何新的测试不涉及新的、非标准技术或以新方式使用的标准技术

④删除的测试已经证明相对于剩余的分析程序（例如颜色）是多余的，并且不影响产品的关键质量属性（例如混合均匀性、重量变化）

⑤分析程序无变化

需要提交的文件

①（P.5.1）授权人员日期和签署的拟定过程控制标准的副本以及目前已接受的和拟定质量标准的比较表

②（P.5.2）如果使用新的分析程序，分析程序的副本或摘要

③（P.5.3）如果使用新的分析程序，验证报告的副本或摘要

④（P.5.3）如果使用内部分析程序并要求药典标准，内部和药典方法之间的等效研究结果

⑤（P.5.4）如果采用现行和拟议的方法，对同一批次，至少一批次分析证书（最小试验规模）和表格格式的比较性摘要，如果新的分析程序实施

⑥（P.5.6）增加或删除测试和限度的理由

3.2.P.4 辅料控制

变更的描述	需要满足的条件	需要提交的文件	报告类型
33. 将具有传播 TSE 风险的辅料变更为植物来源或合成来源的材料	1	1	AN

需要满足的条件

①赋形剂和 FPP 放行和货架期标准无变化

需要提交的文件

①来自生产厂家的赋形剂的声明，其完全是植物或合成来源的

变更的描述		需要满足的条件	需要提交的文件	报告类型
34. 变更辅料的质量标准或分析规程，其中涉及				
34a	删除非重要内部参数	2	1 ~ 3	AN
34b	添加新的测试参数或分析程序	2 ~ 3	1 ~ 2	AN
34c	收紧标准限度	1 ~ 2, 4	1 ~ 2	AN
34d	变更或替换分析程序	2 ~ 3	1 ~ 2	Vmin

需要满足的条件

①更改在当前可接受的限制范围内

②该变更不是由于生产意外事故引起的质量不合格或稳定性问题所致

③任何新的分析程序不涉及新的非标准技术或以新方式使用的标准技术

④分析程序无变化

需要提交的文件

①改变的理由

②（P.5）目前接受和拟议的质量标准比较表，拟定质量标准的说明和程序细节以及任何新分析程序（如适用）的验证摘要

③证明参数不重要的理由

变更的描述	需要满足的条件	需要提交的文件	报告类型
35. 将辅料的质量标准变更为官方认可的药典标准	1	1	AN

需要满足的条件

①除了符合药典要求的标准外，不改变标准（例如，粒度分布没有变化）

需要提交的文件

①目前接受和拟议的赋形剂标准的比对表格

3. 2. P. 5　FPP 的控制

	变更的描述	需要满足的条件	需要提交的文件	报告类型
36a	将 FFP 的企业质控标准变更为官方认可的药典标准	1~3	1~5	AN
36b	作为 FPP 剂量标准的更新结果，将 FPP 的质量标准更新为药典质量标准	无	1, 3, 5	AN

需要满足的条件

①更改仅符合官方认可的药典

②对导致对 FPP 性能的潜在影响的质量标准没有改变（例如溶出试验）

③不删除或放宽质量标准的任何测试，分析程序或验收标准。任何删除或放宽测试应符合 37a 或 37d 的条件，并应遵循相应的报告类型

需要提交的文件

①（P. 5. 1）由授权人员签字并提交的拟议 FPP 质量标准的副本以及目前接受和拟议质量标准的比较表格

②（P. 5. 3）如果使用内部分析程序并要求药典标准，内部和药典方法之间的等效研究结果

③（P. 5. 4）如果新的分析程序是使用现有和拟议的程序，对于一批次的批次描述，完成至少一个批次的分析证书（最小试验量表）和表格格式的比较结果摘要

④（P. 5. 6）拟议 FPP 质量标准的理由

⑤（P. 5. 3）说明采用药典标准控制 FPP 质量的适用性

变更的描述	需要满足的条件	需要提交的文件	报告类型
37. 变更 FPP 质量标准的检测参数及判定标准			
37a 删除测试参数	5	1, 6	AN
37b 增加测试参数	2~4, 7	1~6	AN
37c 收紧判定标准	1~2	1, 6	AN
37d 放宽判定标准	2, 4, 6~7	1, 5~6	IN
37e 替换测试参数	2~4, 6~7	1~6	IN

需要满足的条件
①在当前可接受的限度范围内更改 ②不是由于生产过程中发生的意外质量不合格事件或稳定性方面的考虑导致的变更 ③任何新增的分析方法都不涉及新的、非标技术或以新的方式使用 ④ICH 识别阈值以上未发现其他杂质 ⑤与其他测试相比,已删除的测试是冗余的 ⑥产品质量标准的变化不影响产品的稳定性和性能 ⑦与无菌检查无关的变更

需要提交的文件
①(P.5.1)经核准人员注明日期并签署的拟定 FPP 质量标准的副本和变更前后质量标准比较表 ②(P.5.2)如采用新的分析程序,提交分析程序摘要的副本 ③(P.5.3)如采用新的分析程序,提交验证报告摘要的副本 ④(P.5.3)如采用内部分析程序,并有药典标准,提交内部方法与药典方法检测结果等效的研究报告 ⑤(P.5.4)如果采用新的分析程序,提交至少一批产品(至少小试规模)的检验报告书以及一批产品采用变更前后方法的测定结果比较表 ⑥(P.5.6)拟定 FPP 质量标准的依据

变更的描述		需要满足的条件	需要提交的文件	报告类型
38. 变更 FFP 的分析规程,其中涉及				
38a	删除分析规程	5	1, 6	AN
38b	增加分析规程	3~4, 6~7	1~5	AN
38c.1	改变或替换分析规程	1~4, 6~7	1~5	AN
38c.2		2~4, 6~7	1~5	Vmin
38d	根据更新后的药典分析方法,将质量控制方法更新为药典方法	无	1~5	AN
38e	从内部分析方法到官方认可的药典分析规程的变更或从一个官方认可的药典分析规程到另一个官方公认的药典分析规程的变更	2, 7	1~3, 5	IN

需要满足的条件
①分析方法基于相同的分析技术或原理（例如，对分析程序的更改在对色谱柱长度和其他参数的允许调整范围内，但不包括超出可接受范围的变化或不同类型的色谱柱和方法），并且没有检测到新的杂质 ②比较研究表明，拟议的分析规程至少等同于目前接受的分析规程 ③任何新的分析规程不涉及新颖的非标准技术或以新颖方式使用的标准技术 ④该变化不涉及无菌测试 ⑤删除的分析规程是一种替代方法，相当于目前接受的分析规程 ⑥该变更不是由于生产意外事故引起的质量不合格或稳定性问题所致 ⑦没有检测到新的杂质

需要提交的文件
①（P.5.1）经授权人员签字并提交的拟议 FPP 质量标准的副本以及目前接受和拟议质量标准的比较表 ②（P.5.2）如果使用新的分析程序，分析程序的副本或摘要 ③（P.5.3）如果使用新的分析程序，验证报告的副本或摘要，包括测定或纯度方法的验证数据 ④（P.5.3）如果使用内部分析程序并要求药典标准，内部和药典方法之间的等效研究结果 ⑤（P.5.4）使用目前接受和拟议的分析程序对一批次的批次，至少一个批次的分析证书（最小试验量表）和结果的比较性摘要以表格形式进行说明 ⑥删除分析程序和支持数据的理由

3. 2. P. 7　包装密封系统

变更的描述		需要满足的条件	需要提交的文件	报告类型
39a	替换或增加基本包装类型	1	1 ~ 2，4 ~ 6	Vmin
39b		无	1 ~ 6	Vmaj
需要满足的条件				
①更改不涉及无菌 FPP				
需要提交的文件				

①在新的封闭容器系统中包装的产品样品
②（P.2）关于容器封闭系统（例如可萃取/可浸出试验，渗透试验，光透射）的适用性的数据，证明与目前的包装系统相比具有同等或更好的保护。对功能包装的更改，数据以演示新包装的功能
③（P.3.5）对于无菌 FPP，过程验证和（或）评估研究
④（P.7）关于提议的主要包装类型的信息（如适用时，说明、初级包装部件的构造材料、质量标准和运输研究结果）
⑤（P.8.1）稳定性总结和结论，至少两批试点或生产规模，3 个月的加速（和中间适当）和 3 个月的长期试验的结果，光稳定性研究的结果
⑥（P.8.2）更新后验收稳定性方案和稳定性承诺，将拟议产品的第一批生产批次放入长期稳定计划，除非文件 5 中提供了数据

变更的描述	需要满足的条件	需要提交的文件	报告类型
40. 变更包装容器的大小			
40a 包装中单位数量（例如片剂、安瓿等）的变更	1～2	1～2	IN
40b.1 非肠外多剂量产品的填充重量或填充体积的变更	1～3	1～2	IN
40b.2	1～2	1～2	Vmin
需要满足的条件			
①该变更与 SmPC 中接受的剂量学和治疗持续时间一致 ②内包装材料无变化 ③不增加顶空或表面/体积比			
需要提交的文件			
①新包装尺寸的证明，表明新尺寸与 SmPC 接受的剂量方案和使用持续时间一致 ②（P.8.2）书面承诺，将根据世界卫生组织关于稳定性参数可能受到影响的产品的指导原则进行稳定性研究			

变更的描述	需要满足的条件	需要提交的文件	报告类型
41. 变更包装容器或密封材料的形状或尺寸			
41a 非无菌 FPP	1～2	1～3	AN
41b 无菌 FPP	1～2	1～4	Vmin

需要满足的条件

①包装容器或密封材的质量和组分没有变更
②更改不涉及包装材料的基本部分，这可能会影响 FPP 的交付，使用，安全性或稳定性

需要提交的文件

①在新的容器封闭系统中包装的产品样品
②（P.7）关于建议的集装箱封闭系统的信息（例如说明，建筑材料和规格）
③（P.8.1）在更改包装部件或无菌 FPP 厚度的情况下：稳定性总结和结论，至少两批试点或生产规模的结果，3 个月的加速（中间体酌情）和 3 个月的长期测试，以及适用时的光稳定性研究的结果。在非空白 FPP 的顶空变化或表面/体积比的变化的情况下，上述研究的承诺
④（P.3.5）终端灭菌产品重新验证研究的证据。在适用的情况下，应说明在重新验证研究中使用的批次的批号

变更的描述		需要满足的条件	需要提交的文件	报告类型
42. 变更内包装材料的质量和（或）组分种类				
42a	固体 FPP	1~3	1~3	IN
42b	半固体和液体 FPP	1~3	1~3	Vmin

需要满足的条件

①该变化不涉及无菌 FPP
②包装类型和材料没有变化（允许变化的例子是从泡罩到泡罩包装）
③拟议包装的相关性质至少与目前接受的材料相当

需要提交的文件

①（P.2）证明所提出的包装材料的适用性的数据（例如可萃取/可浸出试验，透光，氧气，二氧化碳和水分的渗透试验）
②（P.7）关于拟议包装材料的信息（例如说明，施工材料和规格）
③（P.8.1）至少两批试点或生产规模的 3 个月加速的（稳定性）概述和结论或在示范的等效或更多保护性包装的情况下研究的承诺的结果和 3 个月的长期测试，以及适用时的光稳定性研究的结果

变更的描述		需要满足的条件	需要提交的文件	报告类型
43. 变更内包装材料的质量标准				
43a	收紧质量标准限度	1～2	1	AN
43b	增加测试参数	2～3	1～2	AN
43c	删除非关键参数	2	1，3	AN

需要满足的条件

①更改在当前可接受的限制范围内
②该变更不是由于生产意外事故引起的质量不合格或稳定性问题所致
③任何新的分析程序不涉及新的非标准技术或以新方式使用的标准技术

需要提交的文件

①（P.7）目前接受和拟议的质量标准的比较表格，新提出的质量标准的理由
②（P.7）新分析规程描述及新分析规程的验证总结
③证明该参数为非关键参数的文档

变更的描述		需要满足的条件	需要提交的文件	报告类型
44. 变更内包装材料的分析规程				
44a	分析规程的最小变更	1～3	1	AN
44b	其他改动，包括增加或替换分析规程	2～4	1	AN
44c	分析规程的删除	5	2	AN

需要满足的条件

①分析方法基于相同的分析技术或原理（例如，对分析程序的更改在对色谱柱长度和其他参数的允许调整范围内，但不包括超出可接受范围的变化或不同类型的色谱柱和方法）
②根据相关指南进行了适当的（重新）验证研究
③比较研究表明新的分析规程至少等同于前一个程序
④任何新的分析规程不涉及新的非标准技术或以新方式使用的标准技术
⑤删除的分析规程是一种替代方法，相当于目前接受的方法

需要提交的文件
①（P.7）方法和比较验证结果的说明，证明目前接受和提出的方法至少是等效的 ②证明被删除方法和当前被接受方法的等价性的文件

变更的描述	需要满足的条件	需要提交的文件	报告类型
45. 变更不直接接触 FPP 的部分（主要）包装材料（比如易拉盖颜色、安瓿上的颜色代码环、针头保护罩的改变）	1	1~2	IN

需要满足的条件
①该变化不涉及包装材料的基本部分，即不影响 FPP 的运输、使用、安全性或稳定性

需要提交的文件
①（P.7）关于新拟议包装材料的信息（例如说明、结构材料和规格） ② FPP 样品

变更的描述		需要满足的条件	需要提交的文件	报告类型
46. 不作为主要包装不可或缺部分的计量/给药装置的变更（定量吸入器的储雾器除外）				
46a	增加或替换	1, 2	1~2	IN
46b	删除	3	3	IN

需要满足的条件
①所提出的测量装置被设计为准确地递送与产品相关的产品所需的剂量，并且这些研究的结果是可用的 ②所提出的设备与 FPP 兼容 ③在没有设备的情况下，可以准确地传送 FPP

需要提交的文件
①（P.2）显示设备精度、精度和兼容性的数据 ②设备示例 ③删除设备的说明

3.2. P. 8 稳定性

变更的描述		需要满足的条件	需要提交的文件	报告类型
47. 变更 FPP 的货架期（市售包装）				
47a	缩短	3	1～3	IN
47b	延长	1～2	1～3	Vmin

需要满足的条件

①与 FPP 直接接触的主要包装类型和推荐的储存条件不变
②根据目前接受的稳定性方案产生稳定性数据
③这种变化不是由制造期间出现的意外事件或由于稳定性问题所导致

需要提交的文件

①（P.5.1）当前接受的货架期质量标准的副本
②（P 8.1）建议的保质期，根据目前认可的方案进行的长期稳定性试验的总结，以及至少两个试验性或生产规模批次的试验结果，足以支持建议的保质期
③（P.8.2）更新承认后稳定性议定书和稳定性承诺和变更理由

变更的描述		需要满足的条件	需要提交的文件	报告类型
48. 变更 FPP 的使用期限（首次打开、首次复溶或稀释后）				
48a	缩短	1	1	IN
48b	延长	无	1～2	Vmin

需要满足的条件

①该变更不是由于生产意外事故引起的质量不合格或稳定性问题所致

需要提交的文件

①（P 8）拟议使用期，试验结果和变更理由
②（P 5.1）目前接受的货架期 FPP 质量标准以及稀释或复溶后的质量标准（如适用）的副本

变更的描述	需要满足的条件	需要提交的文件	报告类型
49. 变更 FPP 标识的贮存条件（市售包装），变更 FPP 在使用期间或复溶（稀释）后的贮存条件	1	1～2	Vmin

需要满足的条件
①该变更不是由于生产意外事故引起的质量不合格或稳定性问题所致

需要提交的文件
①（P.8.1）如果适用，稳定性和（或）相容性测试结果支持储存条件的变化 ②（P.8.2）更新承认后稳定性议定书和稳定性承诺和变更理由

附件1 需要进行新申请或扩展申请的变更案例

变更的描述	需要满足的条件	需要提交的文件	报告类型
①将一个 API 变更为另外一个不同的 API ②在多组分产品的处方中增加一个 API ③在多组分产品的处方中删除一个 API ④改变一个或多个 APIs 的剂量和/或规格 ⑤从普通释放制剂变更为缓释或迟释制剂，反之亦然 ⑥从液体制剂变更为需要复溶的颗粒，反之亦然 ⑦改变给药途径	无	1	新申请/扩展申请
需要满足的条件			
无			
需要提交的文件			
①参加 WHO 药品认证计划的多来源（仿制）药物制剂成品的文件提交指导原则：质量部分[12]			

---

[12]　见注3。

附件2 辅料的变更

辅料类型	辅料占制剂目标总净重的百分比（w/w）
填充剂	±5.0
崩解剂	
·淀粉	±3.0
·其他	±1.0
黏合剂	±0.5
润滑剂	
·硬脂酸钙/镁	±0.25
·其他	±1.0
助流剂	
·滑石粉	±1.0
·其他	±0.1

■ 上述辅料的百分比是基于假设：即活性药物成分（API）在药物制剂成品（FPP）处方中按100.0%的标示量/效价投料。所有辅料投料量的变动应不超过制剂目标重量的5.0%（比如一个制剂含有API、乳糖、微晶纤维素和硬脂酸镁，增加了总重2.5%的乳糖并减少了2.5%的微晶纤维素）。

■ 如果一种辅料具有多项功能（比如微晶纤维素既是填充剂也是崩解剂），应该采用最稳妥的变动限度（比如在上述案例中微晶纤维素量的调整应不超过±1.0%）。如果辅料的投料比在更大范围内变动，需要提供科学的证据及支持数据，以证明变动不影响辅料的其他功能。

附录4 世界卫生组织药品认证部门与国家药品管理机构在世界卫生组织认证药品的评估以及快速注册方面的合作程序

1 定义

合作程序（程序）

WHO 药品认证程序（以下简称 WHO/PQP）与有意向的国家药品管理机构（以下简称 NMRA 或 NMRAs）在 WHO 认证药品的评估以及快速注册方面的合作程序。

参与当局或参与的 NMRAs

NMRAs，即是那些自愿同意执行此合作程序，并接受处理符合 WHO 认证药品程序条款的注册申请任务的机构。这些参与当局名单公布在 WHO/PQP 网站（http：//www.who.int/prequal/）上。

2 背景信息

药品（销售授权）注册申请的国家评估是关键的监管流程，该流程能够使 NMRAs 评估和监督药品的质量、安全性和有效性。

■ NMRA 通过检查［主要聚焦药品生产质量管理规范（GMP）和生产场所的检查］验证相关管理规范的符合性结合申请文件作出自己的评估。

■ NMRA 决定的考虑和其他国家 NMRAs 作出的评估和检查结果。

值得信赖机构的检查和对评估结果的考察实质上有助于节约监管资源，提高监管决策的质量，同时保留 NMRAs 独立自主决定结束他们评估的特权，这反映了他们自己对利益－风险平衡的判断，因为这涉及他们国家的具体国情和立法。

考虑到其他 NMRAs 监管决定，需要建立一个系统，该系统将允许：

■确认参照当局的监管决定是基于可接受的标准和与此监管决定相关文件的证明，这与该国的监管环境希望依靠这种决定有关；

■确保参照 NMRA 做出决定的产品与要评估的产品一致，如果不一致，要明确阐述将要接受评估的产品在两个国家监管环境下存在的差异；

■有效地利用现有的科学专业知识、人力和财力等资源，合理地确定一个已经评估过的药品在指定国家使用时的利益－风险状况；

■ 每个 NMRA 方法的选择，将充分利用 NMRAs 自身的资源、工作量和能力。方法范围可以从完全独立的数据审查和检查，到采用值得信赖的权威机构结果的监管决定而不需要任何进一步的科学审查。务实的做法是，只评估那些涉及在有关国家使用该产品和未能遵守监管标准可能会导致健康风险的地区。在其他地区，可以采用值得信赖的权威机构的结果。

本程序是基于上述考虑制定的。根据药品认证程序[1]，本程序旨在提供一个便利的途径用于 NMRAs 希望利用 WHO/PQP 实施的科学评估工作来加强他们的前期市场评估和注册制度，本程序是 WHO/PQP 与 NMRAs 合作程序在检查活动中的补充（http：//www. who. int/prequal，"Inspections"）。

可以预期的是，加强 NMRAs 和 WHO/PQP 之间的协作和信息交换将使双方获益。根据 WHO 认证持有人的有关协议，NMRAs 将获得没有公开的评估结果和已经准备好的符合 WHO 推荐标准的评估结果，该标准是药品认证程序制定的基础。这样的报告将有助于 NMRAs 做出自己的决定，也可以协助培养国家监管人员。同时，根据程序，从 NMRAs 反馈的信息和从 WHO/PQP 收到的文件将有助于 WHO/PQP 改进工作和确保认证评估结果与 NMRAs 相关。因此，患者将受益于这种合作，因为这种合作能使患者更快地获得经联合国机构采购的、原则上已被接受的药物。依靠现有资源，参与当局可能有机会参与评估的过程和由 WHO/PQP 组织的检查。

这种合作程序也有利于认证药品生产企业，因为生产企业能通过合作程序更快更好的协调认证药品在参与国家的批准。当结合在检查活动中与 NMRAs 合作程序时，本程序还可以减轻国家对生产企业进行检查的负担。

3 合作原则

3.1 本合作程序仅限于那些由 WHO/PQP 评估和检查过且符合程序和标准 [见 www. who. int/prequal（"Information for applicants"）] 的药品，这些药品原则上已被联合国机构采购接受，公

---

1 药品认证程序，见世界卫生组织药品标准专家委员会第 45 次技术报告。日内瓦，WHO，2011 [世界卫生组织技术报告系列（No. 961）]，附录 10。

布在 WHO 认证药品名单（见 www. who. int/prequa）中。然而，它不适用于通过严格监管部门[2]批准的基础上作为认证列入的药物。虽然，预计该程序将主要用于加快仿制药[3]的评估和注册，但是，它也适用于通过提交临床前和临床数据给 WHO/PQP 的、已被证实安全性和有效性的任何药品。本程序有三个主要利益相关者：WHO/PQP、有意向的 NMRAs 和那些 WHO 认证持有人/申请人[4]，他们同意本程序用于 WHO 认证产品提交给 NMRA 的国家注册申请。

3.2　WHO/PQP 和参与当局接受相同药品的申请。在本程序范围内，相同药品的特点是具有：

■ 相同的产品文件[5]；

■ 相同的生产链、工艺和物料控制；

■ 相同原料药（API）和制剂（FPP）的质量标准；

■相同的产品信息的基本要素[6]。

3.3　在 WHO 认证持有人的同意下，在适当的保密义务和使用限制下，WHO/PQP 与参与当局共享认证评估和核查的全部结果，包括最终评估和核查报告。关于评估和核查结果的共享，只有 WHO 认证持有人拥有的资料能共享。任何其他资料的共享需要有有关资料所有者的补充协议。

3.4　为本合作程序的目的，相关药监机构接受产品的资料和报告，格式按照由 WHO 定期准备的，与在 WHO/PQP 网站 www. who. int/prequal 上公布的药品认证程序［同 WHO 技术报告系列（No. 961），附录10］一致。然而，应该注意的是，参与当

2　根据程序列出的认证产品在通过严格监管机构批准的创新制剂的认证文件的提交指南中有描述。

3　通过严格监管机构批准的仿制制剂（FPPs）的认证文件的提交指南；和在 WHO 药品质量标准专家委员会第45次技术报告中，日内瓦，WHO，2011［WHO 技术报告系列（No. 961），附录11]。

4　如果国家注册申请人与 WHO 认证持有人不同，WHO 认证持有人必须通过授权信（按照附件3A 部分所附的模板）向 NMRA 和 WHO/PQP 确认申请人是代理，或者 WHO 认证持有人进行了授权，且认证持有人同意在相关国家进行本程序的申请。

5　只有包括在文件中的技术资料是必须相同的。管理数据可能有国别特定的差异，特殊情况下，如果 NMRAs 要求，可以提供额外的技术资料（如与一个国家特定仿制药的生物等效性）。

6　产品信息的基本要素包括特定的适应证、禁忌证、剂量、特别警告和使用注意事项、不良反应、储存条件、包装及货架期。其中，商标的名称、申请人或认证持有人的姓名、语言、产品信息的格式和细节层次、内包装和外包装的标签等方面的差异，并不认为是本程序目的的本质。产品信息的语言可能是不同的，只要信息内容是与 WHO/PQP 批准的相同。

局可能要求申请人遵守当地监管审查的具体要求。各参与当局应对此类具体要求进行公开。

3.5　申请人将继续按照标准的国家程序向相关药监机构支付费用。类似地，如果需要，生产企业实验室检测样品的提交将继续遵循国家立法和（或）国家监管机构制定的标准程序。

3.6　与附件1 A 部分和附件3 B 部分条款相同，每个参与当局致力于：

■对 WHO／PQP 依照本程序提供的任何信息和文件按照附件1 A 部分条款进行保密，只允许下列人员访问这些信息和文件：

——需要了解在该国正在进行的产品评估和加快注册目的和需要知道注册后流程的人；

——受这些信息和文件保密承诺约束的人，对这些信息和文件保密的严格程度不低于附件1 A 收载的内容[7]；

——针对一个具体的认证药品发布的国家监管决策（无论是正面的还是负面的），在获准访问涉及每个产品[8]的保密信息和文件后的90 个自然日内。

每个参与的药监机构通过附件1 A 部分参与本程序的协议以书面形式将这些承诺提供给 WHO／PQP，这些协议确定寻求合作的每个药品（见附件3 B 部分）。

每个 NMRA 可以任命最多两个联络人，联络人将可以访问受限访问网站，WHO／PQP 将会通过这些网站发送保密信息和文件。NMRA 指定的联络人在获准进入受限访问网站之前必须签署附件1 B 部分的承诺。指定的联络人的任何变化必须以书面形式及时通知 WHO／PQP，且必须同时与新的联络人签署协议（见附件1 B 部分）。

3.7　在一个特定的国家，是否注册一个指定产品的决定是每个药监机构保留的特权和责任。因此，相关药监机构可以得出一个与 WHO／PQP 不同的结论。相关药监机构在30 个自然日内作出自己的决定，并向 WHO／PQP 报告这一决定，同时报告提交和注册的日期，如果该决定与 WHO／PQP 的认证决定有任何偏差，

7　这包括联络人和在 NMRA 中能访问 WHO／PQP 提供的任何信息和文件的所有其他人。

8　在获得在一个指定的认证产品的保密信息和文件后，相关药监机构应尽早发布他们的国家监管决策。虽然本程序规定了90 个自然日的时间限制，但是决定通常应该在60 日内作出。如果技术或决定会议的预定日期不允许参与当局在60 天内作出决定，则此期限可延长至最多90 天。如果参与当局在90 天内没有发布自己的决定，且没有向 WHO／PQP 说明正当的延迟原因，WHO／PQP 将会配合 NMRA 的负责人澄清情况。

需将产生该偏差[9]的原因向 WHO/PQP 报告。这些可以通过受限访问网站填写附件 3C 部分的表格来完成。NMRA 给申请人提供一份填报表格的复印件。

3.8 WHO 认证持有人/申请人通过复制附件 3A 部分向相关药品监管机构提交自愿参加的意向。对于每一个产品，这种参与意味着 WHO 认证持有人/申请人接受本程序的条款，包括 WHO/PQP 和 NMRA 之间保密信息和文件的共享（见附件 2）。WHO 认证持有人/申请人可以通过向 WHO/PQP 和相关药品监管机构提交书面材料，随时中止参与该程序。在这种情况下，NMRA 将按照协议（见附件 1）条款中止使用披露的相关产品的所有信息。

3.9 NMRAs 和 WHO/PQP 对同一个产品变更（定义见 WHO 认证产品变更指导原则[10]）的评估要求和程序可能有所不同。本合作程序包含一个变更管理程序（见下文"注册后的流程"），该程序旨在促进 WHO/PQP 和相关药品监管机构对认证药品变更管理要求的一致性。当产品有变更时，认证药品的生产商可能会向相关药品监管机构而不是 WHO/PQP 提交变更申请，或反之亦然。在这种情况下，最初与 WHO 认证标准一致的国家药品注册要求，可能会在产品的生命周期内有本质变化，在一个国家注册和采购的药品将不再与"WHO 认证"药品一致，因为，质量标准和（或）其他基本参数将不再与 WHO 受理认证时一致。因此，申请者需要将提交给 WHO 的变更及时提交给相关药监机构，并鼓励相关药监机构认可 WHO 对已批准的 WHO 认证产品的变更评估结果。当认为监管机构需要对认证药品采取措施时，WHO/PQP 也可通过授权访问的网站，向 NMRA 通报关于此类产品认证状态的变更。如果一个国家的变更管理程序导致该产品不再与 WHO 认证产品相同[11]，相关药监机构应通过提交附件 4 中表格的形式，通知 WHO/PQP 有关情况并明确说明与 PQ 不同的处理结

9　这里的偏差是指不同意一个 WHO 认证产品的销售授权决定和同意其销售授权决定，除了是指在适应证、禁忌证、剂量、特别警告和使用注意事项、药物不良反应、贮存条件及货架期等方面存在偏差。商标的名称、申请人或认证持有人的姓名、产品信息的格式、产品信息的细节层次、内包装和外包装的标签及产品信息的语言等方面存在的差异并不认为与认证结论存在偏差。

10　WHO 认证产品变更指导原则．WHO 药品标准专家委员会第 47 次技术报告。日内瓦，世界卫生组织，2013（WHO 技术报告系列，No. 981），附录 3（以及任何更新）。

11　在本程序范围内，相同药品的特点是具有相同的产品档案，相同的生产链、工艺和物料控制，相同原料药（API）和制剂（FPP）的质量标准及相同的产品信息的基本要素，进一步的描述见本程序 3.2 部分。

果。已经注册的 WHO 认证产品，其他药品监管机构可根据本程序，通过授权访问网站了解相关情况。此外，如果 WHO 认证产品已按照本程序在一个国家注册的事实已经公开，则任何后续的不同处理结果也应该公开。

3.10 如果一个认证产品被 WHO 认证持有人撤回、被 WHO/PQP 暂停或撤销，WHO/PQP 将通过授权访问网站，根据附录 1A 中的保密义务，通知每一个已经批准或正在审核该产品的相关药监机构，根据本合作程序注销、暂停或撤销，并告知采取这种措施的原因。同样，无论出于什么原因，当一个 NMRA 注销或暂停一个认证药品的注册，NMAR 应通过受限访问网站通知 WHO/PQP 这一决定和做出此决定的原因。已经注册 WHO 认证的产品出现上述情况时，其他药品监管机构可根据本程序，通过受限访问网站了解在该国家注销或暂停的信息。此外，如果 WHO 认证产品已按照本程序在一个特定的国家注册这一事实已经公开，则任何后续的注销或暂停也应该公开。

3.11 参与本程序不会从各自的国家监管要求中免除申请人和持有人在该国的药品注册要求。在相关药监机构认为适当的范围内，保留评估提交数据和组织现场检查的权利。

4. 药品国家注册合作的步骤[12]

4.1 申请人向相关 NMRA 提交 WHO 认证药品的产品资料。资料的技术部分应进行更新，反映首次认证、后续变更和再认证过程（如适用）中向 WHO/PQP 提交的数据。申请人必须向相关药监机构提供：

■ 符合相关国家药品注册要求的申请文件，包括与提交给 WHO/PQP 相同的技术资料。当相关国家监管机构允许时，可将现行版本的 WHO/PQP 文件作为注册资料的技术部分提交；

■参与意向的表达（复制附件 3 A 部分）；

■国家特定的资料；

■按照国家要求可能支付给 NMRA 的任何费用。

只要有可能，尽量减少 NMRA 的工作量和加快该进程，申请人在提交注册的国家申请前，应确保他们使用本程序（附件 3 A

部分）向 NMRA 和 WHO/PQP 表达自己的参与意向。如果 NMRAs 接受了申请，提交给 WHO/PQP 的资料不但内容应相同，而且提交资料的格式也应严格遵守通用技术文件（CTD）格式。

在申请人希望已经在 NMRA 范围内的申请应用本程序的情况下，申请人应首先更新资料，确保信息的技术部分与提交给 WHO/PQP 是相同的。每个 NMRAs 决定是否在这种情况下应用本程序。

4.2　WHO 认证持有人/申请人通过提供填写好的附件 3 A 部分副本的形式通知 WHO/PQP 关于根据本程序提交给参与 NMRA 的每一个申请。WHO 认证持有人在这个时候为 WHO/PQP 提供与产品有关的信息符合相关国家 NMRA 适用的保密要求（见附件 2）向 WHO 提供书面同意。

4.3　参与的 NMRA 通知 WHO/PQP 和每个申请的各申请人是接受还是拒绝包括在此程序中，并要求 WHO/PQP 提供必要的信息和文件（附件 3 B 部分）。本程序仅适用于 NMRA 完全接受了的申请。

4.4　在收到上述要求的 30 个自然日内，WHO/PQP 与参与当局通过受限访问网站共享最新的产品相关信息及评估和检查结果。本信息受保密义务和使用限制的约束，可能包括评估报告、变更评估报告（如果适用），最新核查的完整核查报告和认证或重新认证信函。应参与当局的要求，WHO/PQP 提供解释和（或）更详细的信息。

4.5　在收到来自 WHO/PQP 的信息和文件后，参与当局对正在考虑之中的产品进行加速评估。对于每个申请，要求参与当局自收到完整的认证文件起 90 个自然日内发布相关的国家决定。在作出决定后 30 天内，参与当局报告这一决定，同时指出提交和登记日期；如果适用，将 WHO 认证结论的任何偏差和产生这种偏差的原因通过受限访问网站提供给 WHO/PQP。提供给 WHO/PQP 的报告使用附件 3 C 部分，并复制给申请人。根据本程序，WHO/PQP 将参与 NMRAs 注册的药品列在其公共网站上。一个药品的国家注册合作中的主要步骤流程图见下图。

NMRA 向 WHO/PQP 确认对参与合作程序有意向，并指定联络人使用受限访问网站。NMRA 完成和签署协议后提交给 WHO/PQP，协议在附件 1 A 部分中复制。指定的联络人使用受限访问网站完成协议书并提交给 WHO/PQP，协议书在附件 1 B 部分中复制

附件 1 A 部分和附件 1 B 部分

↓

WHO/PQP 在自己的公共网站上列出参与的 NMRAs

注册过程

申请人向参与当局提交 WHO 认证药品国家注册申请，并通过完成意向书（在附件 3 A 部分中复制）的方式通知当局对合作程序有意向。如果国家注册的申请人与 WHO 认证的持有人不同，WHO 认证的持有人通过授权信（按照附件3 A 部分所附的表格）向 NMRA 和 WHO/PQP 确认申请人是代理，或者 WHO 认证持有人进行了授权，且认证持有人同意该程序在有关国家的申请

附件 3

↓

WHO 认证持有人/申请人通知 WHO/PQP 已向 NMRA 提交申请（通过提供已完成的附件 3 A 部分复印件证明），并且对于每一个产品和每一个国家，在保密范围内，向 WHO/PQP 提供书面同意书，同意与参与当局共享产品相关资料和文件，WHO 认证持有人完成和签署同意书后提交给 WHO，同意书格式在附件 2 中复制

附件 2

↓

参与当局通知 WHO/PQP 和申请人同意将程序应用于对产品注册的申请，条件是申请被完全接受或被拒绝。如果 NMRA 同意应用程序，将会要求 WHO/PQP 通过完成和签署附件 3 B 部分来共享产品特定的资料

附件 3

↓

在收到上述要求 30 个自然日内，WHO/PQP 提供给参与当局产品相关的资料和文件及附加的说明，如果需要，可以通过受限访问网站，但受保密义务限制，仅限在 WHO 和 NMRA 之间使用

↓

参与当局根据 WHO/PQP 和申请人提供的产品相关资料和文件，在其自由裁量权范围内，做出关于国家注册的结论，并且是在接收到上述资料和文件的 90 个自然日内对注册做出自己的决定

↓

在做出上述决定 30 个自然日内，参与当局通知 WHO/PQP 和申请人这一决定，同时指明提交日期和注册日期。如适用，WHO 认证结论给出的任何偏差和导致偏差的原因可以通过受限访问网站查询。在完成附件 3C 部分后，将报告提交给 WHO/PQP

附件 3

↓

WHO/PQP 将根据本程序在自己的公共网站上公布参与 NMRAs 注册的药品

注册后的流程

WHO 认证持有人/申请人将变更同时提交给 WHO/PQP 和有关参与当局，如果监管措施被认为是合理的，WHO/PQP 会通过受到上述保密义务受限使用的受限访问网站，将变更评估报告和认证后的核查报告及认为与之有关的任何相关资料迅速提供给有关参与当局。如果一个国家的变更程序造成国家注册产品不再与 WHO 认证产品相同13，或如果 WHO 认证产品的变更不被国家注册产品同样的变更遵循，参与当局应通知 WHO 相关情况，并在获得 WHO/PQP 提供的资料和文件的 30 个自然日内，通过提交复制的附件 4 的格式，明确指出偏离。已经注册 WHO 认证产品的其他 NMRAs 在应用本程序遇到问题时，可以通过受限访问网站了解此类偏差

附件 4

↓

WHO/PQP 通过受到上述保密义务受限使用的受限访问网站通知参与当局，关于撤回、暂停或从列表中删除认证药品的有关情况。参与当局通过受限访问网站通知 WHO/PQP 关于国家注销或暂停（各种原因）一个认证药品的有关情况及其这样做的原因

↓

已经注册 WHO 认证产品的其他参与的 NMRAs 在应用本程序遇到问题时，可以通过受限访问网站了解这种国家注销或暂停情况

附件 4

↓

WHO/PQP 会从符合本程序的列表中去除一个产品：·如果国家注册产品与 WHO 认证产品不再相同14，或如果 NMRA 注销了 WHO 认证产品，或如果 WHO/PQP 从列表中删除了一个 WHO 认证产品 WHO/PQP 也会公布从列表中去除的原因

13　见注 11。
14　见注 11。

5. 注册后变更评估的合作机制

5.1 提交给 WHO/PQP 的认证后的变更应同时提交给各相关的参与当局，反之亦然。提交给 NMRAs 的变更应遵守国家监管的要求。

5.2 WHO/PQP 根据上述提到的保密义务和使用限制，通过受限访问网站，及时与相关参与当局共享变更评估报告和认证后的核查报告；在任何情况下，变更（根据 WHO/PQP 的变更程序[15]，包括"通告"）都需要监管措施（如产品的安全性、有效性或病人信息资料等方面）。在从 WHO/PQP 获得信息和文件 30 日内，每一个参与当局通过受限访问网站通知 WHO/PQP，了解一个 WHO 在该产品的更变不被某国药监机构认可的情况，因此，认为在该国家注册的产品不再与 WHO 认证产品相同[16]。

5.3 如果一个国家的变更程序导致国家注册产品不再与 WHO 认证产品相同[17]，参与当局应在 30 日内通知 WHO/PQP 该国对变更处理的结果。

5.4 上述 5.2 和 5.3 的变更可能包括活性成分来源和（或）生产场所、产品质量标准、检测方法、贮存条件、货架期、包装材料、适应证、禁忌证、剂量、特别警告和使用注意事项及不良反应等方面的变化。商标的名称、申请人/认证持有人的姓名、产品信息的格式、产品信息的细节层次、内包装和外包装的标签及产品信息的语言等方面的差异并不认为与认证结论存在偏差。

5.5 如果国家注册产品不再与 WHO 认证产品相同[18]，WHO/PQP 会从符合本程序的列表中去除一个产品。

6. 认证药品的撤回、暂停或撤销和国家注销

6.1 如果一个 WHO 认证产品被 WHO 认证持有人从认证中撤回，或如果一个产品被 WHO/PQP 暂停或撤销，相应的，WHO/PQP 将根据上述提到的保密义务和使用限制，通过受限访

---

15 对认证资料进行变更的指导原则见：http：//www. who. int/prequal/info_ applicants/info_ for_ applicants guidelines. htm。

16 见注 11。

17 见注 11。

18 见注 11。

问网站，及时通知相关的参与当局，并在需要的时候提供原因。

6.2　无论任何原因，在一个参与的 NMRA 注销或暂停一个认证产品注册的情况下，参与当局应通过受限访问网站通知 WHO/PQP 这一决定（连同原因说明）。每当涉及产品的质量、安全或有效以及所有其他情况下，应在 30 个工作日内及时提供相关信息。在做出一个认证产品注册的注销或暂停决定之前，鼓励参与当局与 WHO/PQP 进行协商。

6.3　如果一个 WHO 认证产品被国家药监机构注销，或 WHO 撤销一个认证产品，WHO 将调整该产品在网站的相关信息。

附件1 NMRA 参与协议和 NMRA 联络人的协议

A 部分

同意参加 WHO/PQP 与 NMRAs 在 WHO 认证药品的评估以及快速注册方面的合作程序。

NMRA 的信息

NMRA 名称＿＿＿＿＿＿＿＿＿＿＿＿＿＿＿＿＿＿

邮政地址＿＿＿＿＿＿＿＿＿＿＿＿＿＿＿＿＿＿

国别＿＿＿＿＿＿＿＿＿＿＿＿＿＿＿＿＿＿＿＿

电话号码（包括区号）＿＿＿＿＿＿＿＿＿＿＿

电子邮箱＿＿＿＿＿＿＿＿＿＿＿＿＿＿＿＿＿＿

协议范围

一个 WHO 认证药品国家注册的申请人（以下简称"申请人"）根据"WHO 药品认证程序（WHO/PQP）与国家药品管理机构（NMRA）在 WHO 认证药品的评估和加快国家注册之间的合作程序"（以下简称"程序"）[1]，可以在国内向 NMRA 表达他们对该产品评估和加快注册的意向。

根据程序（通过受限访问网站，将程序所附的附件 3 B 部分的格式复制提交给 WHO/PQP），经 NMRA 同意进行此类评估，并考虑产品的加快注册，NMRA 确认每一个这样的产品，与 WHO/PQP 及该产品的申请人合作，该产品与程序条款一致。

资料保密

根据程序，WHO/PQP 提供给 NMRA 的任何与产品相关的资料和文件，可能包括但不一定限于：

▪全面的 WHO/PQP 评估和检查结果（报告）；

▪ 变更［定义见 WHO 技术报告系列（No.981）及其任何更新中"认证产品变更的 WHO 指南"］资料和文件及 WHO/PQP 或 NMRAs 对产品认证后采取任何措施的资料和文件；

▪ 所有这些数据、报告、资料和文件，以下被简称为"信息"。

关于评估和检查结果的共享，只有 WHO 认证持有人拥有的资料能共享。任何其他资料的共享需要有有关资料所有者的补充

---

1 如果国家注册申请人与 WHO 认证持有人不同，WHO 认证持有人必须通过授权信（根据附件 3 A 部分所附的模板）向 NMR 和 WHO/PQP 确认申请人是代理，或是根据 WHO 认证持有人授权，且 WHO 认证持有人同意在相关国家按程序进行申请。

协议。

除了在相关国家对产品进行评估和加快注册及按照并遵循与程序一致的条款任何可能需要的注册后流程等目的外，WHO/PQP 同意通过受限访问网站将此类资料提供给 NMRA。NMRA 同意对 WHO/PQP 提供的上述任何资料严格保密，这些资料专属于 WHO/PQP、WHO 认证持有人/申请人和（或）与 WHO/PQP 和（或）与 WHO 认证持有人/申请人合作的各方。在这点上，NMRA 同意只为上述目的使用这些资料，而不作其他用途。因此，NMRA 承诺对从 WHO/PQP 接收的资料严格保密，并采取一切合理措施确保：

■ 从 WHO/PQP 接收的资料除了用于上述目的，将不会用于其他用途；

■ 这些资料只应透露给需要知道上述目的的人，并受保密承诺约束，相比此处包含的资料，这些保密承诺资料和文件更加严格。

NMRA 保证并表示，它有充分的程序以确保符合其上述义务。

本程序所载的保密义务和使用限制义务，将不会在上述目的完成时终止。

本程序所载的保密义务和使用限制义务，将不适用于 NMRA 已经能够清楚说明的资料中的任何部分：

■ 根据程序，在 WHO/PQP 披露给 NMRA 时的公共领域或公共知识主体；或

■ 不是由于 NMRA 的过错，成为公共领域的一部分或公共知识主体；或

■ 法律上要求进行披露时，NMRA 有义务将这种事情立即书面通知 WHO/PQP 和申请人，给 WHO/PQP 和（或）申请人提供足够的机会去应对这种披露或要求保密处理（但是也要提供此处所载的内容，不得解释为放弃由 WHO/PQP 享有的特权和豁免权和（或）将 WHO/PQP 提交到任何国家法院管辖）。

直到上述目的完成，根据程序，NMRA 将终止所有使用和不再进一步将资料披露，并立即销毁从 WHO/PQP 接收的有形或无形的所有资料，除非 NMRA 可以按照其既定的存档程序保留资料的副本，但始终要对上述保密义务和使用限制负责。

当出现下述情况时，每个产品的上述目的应视为完成：

■ WHO 认证持有人/申请人不再为特定的产品继续参与认证

程序；

■ 产品被 NMRA 注销和（或）被 WHO/ PQP 从名单中移除。

根据 NMRA 停止参与程序，NMRA 联络人访问受限访问网站的权利将会自动停止。如果或只要一位 NMRA 联络人被新的联络人取代或者被 NMRA 解雇，这位联络人也将自动终止访问受限访问网站。

NMRA 同意，它在信息中没有任何权利和确保本文中所包含的任何内容不得通过暗示或其他方式授权 NMRA 使用信息，除了用于上述目的。

时间表

根据本程序，关于 NMRA 接受评估和考虑加快注册的每个产品，NMRA 承诺遵守本程序条款，包括但不限于下列处理每个申请的时间表：

■ 在获得访问（通过受限访问网站）的 90 个日历日内：

—— WHO 认证持有人拥有的，提交给 WHO/PQP 关于产品认证的资料。

—— 完整的 WHO/PQP 评估和核查结果（报告），NMRA 承诺对产品的国家注册做出决定。

■ 在 NMRA 对产品的国家注册做出决定的 30 个工作日内，NMRA 承诺向 WHO/PQP 通知这一决定和 WHO 认证结论中的任何偏差（连同产生这种偏差的原因说明），通知是通过受限访问网站采用填写和提交附在本程序附件 3 C 部分的方式提供给 WHO/PQP。

■ 如果一个国家的变更程序导致国家注册产品不再与 WHO 认证产品相同[2]，或如果一个 WHO 认证产品的变更未获得某国家药品监管机构的认可，则国家注册产品不再与 WHO 认证产品相同[2]，NMRA 承诺通知 WHO/PQP 这些情况（连同产生这种偏差的原因说明）：30 日内报告对认证产品变更的评估结论或 30 日内已接收到有权使用 WHO/PQP 提供的信息和文件，根据具体情况而定（即通过受限访问网站采用填写和提交附在本程序附件 4 的方式提供给 WHO/PQP）[3]。

---

[2] 在本程序范围内，相同药品的特点是具有相同的产品档案，相同的生产链、工艺和物料控制，相同原料药（API）和制剂（FPP）的质量标准及相同的产品信息的基本要素，进一步的描述见本程序 3.2 部分。

[3] 如果一个 WHO 认证产品根据本程序在一个国家注册的事实已经公开，则任何后续偏差也应该公开。

■ 假如 NMRA 注销或暂停本国产品的注册，NMRA 承诺通过受限访问网站采用填写和提交本程序所附的附件 4 给 WHO/PQ 的方式通知 WHO/PQP。如果此决定是基于对产品质量和安全性的关注，应迅速告知；如果这一决定是基于其他原因，应在 30 个工作日内告知。

访问受限访问网站联络人

NMRA 指定以下人员作为联络人访问 WHO/PQP 受限访问网站。联络人完成并签署的协议书将作为本协议的附件。

指定联络人的任何变化必须通过书面形式及时传达给 WHO/PQP，并将新指定的联络人通过复制本程序附件 1 B 部分的方式提交给 WHO。如果或只要指定的联络人不再是 NMRA 的雇员，NMRA 也应承诺通知 WHO/PQP。

核查联络人

如适用，这应该是与"WHO/PQP 与选择的 NMRAs 之间在检查活动中的 WHO/PQP 合作程序"中的联络人相同（http：//who. int/prequal）。

先生/女士/博士：

名＿＿＿＿＿＿＿＿＿＿＿＿＿＿＿＿＿

姓＿＿＿＿＿＿＿＿＿＿＿＿＿＿＿＿＿

在 NMRA 中的职务＿＿＿＿＿＿＿＿＿＿＿＿＿＿＿

电子邮箱＿＿＿＿＿＿＿＿＿＿＿＿＿＿＿＿

电话＿＿＿＿＿＿＿＿＿＿＿＿＿＿＿＿＿

☐附有签署的协议书

档案评估联络人

上述同一人可获任命。如另有任命，请填写以下详情：

先生/女士/博士：

名＿＿＿＿＿＿＿＿＿＿＿＿＿＿＿＿＿

姓＿＿＿＿＿＿＿＿＿＿＿＿＿＿＿＿＿

在 NMRA 中的职务＿＿＿＿＿＿＿＿＿＿＿＿＿＿＿

电子邮箱＿＿＿＿＿＿＿＿＿＿＿＿＿＿＿＿

电话＿＿＿＿＿＿＿＿＿＿＿＿＿＿＿＿＿

☐附有签署的协议书

其他

NMRA 同意 WHO/PQP 可以将 NMRA 的名字作为程序中的参与者公布在 WHO/PQP 网站上。除提供以上外，未经另一方事先书面同意，任何一方不应在任何声明或广告材料或促销活动中指出本协议下各方的关系，和（或）另一方与产品、信息和（或）目的的关系。

除非 WHO 和 NMRA 双方书面相互同意，否则本协议不得修改。NMRA 还承诺及时将任何可能影响本协议实施的情况或变化通知 WHO/PQP。

双方应尽最大努力友好地解决与本协议解释或执行有关的任何争议。如果后者失败，则争议应由仲裁解决。仲裁应按照双方协商一致的方式进行，或在没有协议的情况下进行，自联合国国际贸易法委员会（UNCITRAL）仲裁规则对本协议生效之日执行。双方应当接受最终的裁决结果。

此外还同意，本协议中包含的任何内容均不应被解释为 WHO 放弃了根据国家法律和国际法享有的任何特权和豁免权，并（或）将其提交给任何国家法院管辖。

同意或接受

对于 NMRA

签名＿＿＿＿＿＿＿＿＿＿＿＿＿＿＿＿＿＿＿

姓名＿＿＿＿＿＿＿＿＿＿＿＿＿＿＿＿＿＿＿

职务＿＿＿＿＿＿＿＿＿＿＿＿＿＿＿＿＿＿＿

地点和日期＿＿＿＿＿＿＿＿＿＿＿＿＿＿＿＿

附注＿＿＿＿＿＿＿＿＿＿＿＿＿＿＿＿＿＿

1. 签署 NMRA 联络人协议（附件 1　B 部分）

B 部分

NMRA 联络人的协议

签署人：

先生/女士/博士：

名＿＿＿＿＿＿＿＿＿＿＿＿＿＿＿＿＿

姓＿＿＿＿＿＿＿＿＿＿＿＿＿＿＿＿＿

在 NMRA 中的职务＿＿＿＿＿＿＿＿＿＿＿＿＿＿＿

NMRA 名称＿＿＿＿＿＿＿＿＿＿＿＿＿＿＿＿

国别＿＿＿＿＿＿＿＿＿＿＿＿＿＿

电子邮箱＿＿＿＿＿＿＿＿＿＿＿＿＿＿＿＿

电话＿＿＿＿＿＿＿＿＿＿＿＿＿＿＿＿

WHO 认证药品国家注册的申请人（以下简称"申请人"）根据"WHO 药品认证程序（WHO/PQP）与国家药品监管机构（NMRAs）在 WHO 认证药品的评估和加快国家注册之间的合作

程序"（以下简称"程序"）[1]，可以向 NMRA 表达他们对这些产品评估和加快注册的意向。

如果 NMRA 同意根据程序对一个 WHO 认证产品进行此类评估和考虑加快注册，WHO/PQP 会将与每一个此类产品相关的保密信息（按以下定义）发送给 NMRA，NMRA 也会通过受限访问网站（只有 NMRA 指定的联络人，包括签署人能访问）将这些产品的国家注册程序结果和注册后采取的措施等发送给 WHO/PQP。按照并遵循与本程序一致的条款，为了访问受限访问网站、下载信息和上传报告，WHO 将为签署人提供一个秘密访问代码。签署人承诺将对此访问代码严格保密，不将其透露给任何其他人。签署人还承诺采取一切可能的预防措施防止任何其他人获得上述秘密访问代码和访问受限访问网站（已签署本协议书的其他指定联络人除外）。

上述"信息"是指 WHO/PQP 根据本程序提供给 NMRA 的与 WHO 认证产品相关的任何信息和文件，包括但不一定局限于：

■ 完整的 WHO/PQP 评估和检查结果（报告）；

■ 后续变更（定义见 WHO 认证产品变更指导原则。WHO 技术报告系列，No. 981，以及任何更新）的信息和文件及产品 WHO/PQP 或 NMRAs 认证后采取任何措施的信息和文件。

关于评估和检查结果的共享，只有 WHO 认证持有人拥有的资料能共享。任何其他资料的共享需要有有关资料所有者的补充协议。

签署人确认：

1. NMRA 受保密义务和使用限制约束的严格程度不低于本程序附件 1 A 部分中所包含的内容；

2. 在该国任何产品评估和加快注册的填写，任何注册后可能需要的过程的填写，签署人解雇一个 NMRA 的员工（或不再与 NMRA 有另一种关系），上述保密义务和限制使用都不应停止。

当 NMRA 指定一个新的联络人取代名者或当签署人不再是 NMRA 的一名员工时，签署人将自动终止访问受限访问网站的权利。

除非 WHO 和签署人双方书面相互同意，否则本协议不得修

1　如果国家注册申请人与 WHO 认证持有人不同，WHO 认证持有人必须通过授权信（按照附件 3 A 部分所附的模板）向 NMRA 和 WHO/PQP 确认申请人是代理，或者 WHO 认证持有人进行了授权，且认证持有人同意在相关国家进行本程序的申请。

改。签署人还承诺及时将任何可能影响本协议实施的情况或变化通知 WHO/PQP。

双方应尽最大努力友好地解决与本协议解释或执行有关的任何争议。如果后者失败，则争议应由仲裁解决。仲裁应按照双方协商一致的方式进行，或在没有协议的情况下进行，自联合国国际贸易法委员会（UNCITRAL）仲裁规则对本协议生效之日执行。双方应当接受最终的裁决结果。

此外还同意，本协议中包含的任何内容均不应被解释为 WHO 放弃了根据国家法律和国际法享有的任何特权和豁免权，并（或）将其提交给任何国家法院管辖。

签署人同意并接受：

签名＿＿＿＿＿＿＿＿＿＿＿＿＿＿＿＿＿＿＿＿

姓名＿＿＿＿＿＿＿＿＿＿＿＿＿＿＿＿＿＿＿

在 NMRA 的职务＿＿＿＿＿＿＿＿＿＿＿＿＿＿＿＿＿

地点和日期＿＿＿＿＿＿＿＿＿＿＿＿＿＿＿＿＿＿

附件 2　WHO 认证持有人同意 WHO 根据本程序与 NMRA 秘密共享信息

　　根据在_____（国别[1]）下述 WHO 认证药品（以下简称"产品"）的程序，附上对评估和加快国家注册表达意向的参考。

WHO 认证信息：

WHO 认证参考编号_____

认证日期（日/月/年）_____

再认证日期（如适用）_____

WHO 认证持有人[2]_____

申请信息：

实体（申请人）名称_____

街道_____

国别和城市_____

电子邮箱_____

电话_____

　　WHO 认证持有人特此同意 WHO/PQP 根据本程序为了产品在该国的评估和加快注册，提供下述信息和文件给_____（国别）的 NMR，并可与之同为上述目的开展自由讨论。

　　■ 完整的 WHO/PQP 评估和核查结果（报告）。

　　■ 后续变更（定义见 WHO 认证产品变更指导原则。WHO 技术报告系列，No. 981，以及任何更新）的信息和文件及产品 WHO/PQP 认证后采取任何措施的信息和文件。

　　■ 所有这些数据、报告、资料和文件，以下被简称为"信息"。

　　关于评估和核查结果的共享，只有 WHO 认证持有人拥有的资料能共享。任何其他资料的共享需要有有关资料所有者的补充协议[3]。

　　这种同意需经 NMRA 按照本程序附件 1 A 部分与 WHO/PQP 签订协议，并根据本程序通过提交复制的本程序附件 3B 部分表

1　请为每个国家填写一份本附件所附的独立的表格。

2　如果国家注册申请人与 WHO 认证持有人不同，WHO 认证持有人必须通过授权信（按照附件 3 A 部分所附的模板）向 NMRA 和 WHO/PQP 确认申请人是代理，或者 WHO 认证持有人进行了授权，且认证持有人同意在相关国家进行本程序的申请。

3　如果，WHO 认证证书持有人向 WHO/PQP 提交的文件中部分根据不属于他/她，WHO 认证证书持有人应声明该依据已获得授权使用。

格给 WHO 的形式对产品进行评估和考虑加快注册。

  如果一个国家的变更程序造成国家注册产品不再与 WHO 认证产品相同[4]，或如果 WHO 认证产品的变更不被国家注册产品的变更遵循，则国家注册产品不再与 WHO 认证产品相同，WHO 认证持有人/申请人应告知 WHO/PQP 两者的差异和产生的原因。

对于 WHO 认证持有人

签名＿＿＿＿＿＿＿＿＿＿＿＿＿

姓名＿＿＿＿＿＿＿＿＿＿＿＿＿

职务＿＿＿＿＿＿＿＿＿＿＿＿＿

地点＿＿＿＿＿＿＿＿＿＿＿＿＿

日期（日/月/年）＿＿＿＿＿＿＿＿＿＿＿＿＿

---

4 在本程序范围内，相同药品的特点是具有相同的产品文件，相同的生产链、工艺和物料控制，相同原料药（API）和制剂（FPP）的质量标准及相同的产品信息的基本要素。进一步的信息见本程序3.2部分。

附件 3　NMRA 接受对 NMRA 评估和加快国家注册的意向表达及结果通知

A 部分

对 WHO 认证药品的 NMRAs 评估和加快国家注册的意向表达。

与本程序一致，署名的申请人[1]通过_____（国别）的 NMRA 提交下列国家注册，在上述程序的申请中表达意向：

申请信息：

实体（申请人）名称_____

街道_____

国别和城市_____

电子邮箱_____

电话_____

申请日期（日/月/年，如 31/07/2011）_____

产品在国家系统中的名称（如果知道）_____

国家参考编号（如果知道）_____

产品信息：

原料药（INN）_____

剂型和规格_____

包装_____

生产场所，包括街道/单元

如适用_____

WHO 认证信息

WHO 认证参考编号_____

认证日期（日/月/年）_____

WHO 认证持有人_____

申请人确保为支持上述国家注册申请的提交提供的信息和文件是真实和正确的，确保为国家注册提交的药品与 WHO 认证产

---

[1]　如果国家注册申请人与 WHO 认证持有人不同，WHO 认证持有人必须通过授权信（按照附件 3 A 部分所附的模板）向 NMRA 和 WHO/PQP 确认申请人是代理，或者 WHO 认证持有人进行了授权，且认证持有人同意在相关国家进行本程序的申请。

品相同[2]，确保提交信息的技术部分与提交给 WHO/PQP 的相同[3]。与如下提交给 WHO/PQP 的信息无本质区别[4]：＿＿＿＿＿

受 NMRA 同意进行评估并考虑根据本程序加快产品注册，申请人：

1. 承诺坚持根据本程序条款与 NMRA 和 WHO/PQP 进行合作；

2. 将授权 WHO/PQP[5] 提供给 NMRA 秘密访问以下信息和文件，并可与之同为上述目的开展自由讨论：

—— 完整的 WHO/PQP 评估和核查结果（报告）；

—— 后续变更（定义见 WHO 认证产品变更指导原则。WHO 技术报告系列，No.981，以及任何更新）信息和文件及产品 WHO/PQP 认证后采取任何措施的信息和文件。

关于评估和核查结果的共享，只有 WHO 认证持有人拥有的资料能共享。任何其他资料的共享需要有有关资料所有者的补充协议。

3. 授权 NMRA 与 WHO/PQP 自由共享和讨论申请人提供给 NMRA 的所有注册和产品相关信息，受包含在 NMRA 参与协议和联络人承诺中保密义务和使用限制的约束。

■ 在申请人决定将本程序应用于产品之前提交国家注册申请，因此，在提交注册资料时不遵从本程序条件。采取措施更新提交给 NMRA 的资料使其与本程序要求一致，措施在所附的信件中列出和引用。

■ 申请人不是 WHO 认证持有人，应附上 WHO 认证持有人的授权信。

对于申请人

签名＿＿＿＿＿＿＿＿＿＿＿

2　在本程序范围内，相同药品的特点是具有相同的产品档案，相同的生产链、工艺和物料控制，相同原料药（API）和制剂（FPP）的质量标准及相同的产品信息的基本要素。进一步的信息见本程序 3.2 部分。

3　档案中包含的技术资料必须相同，管理资料有可能在不同的国家存在具体的差异，或如果 NMRAs 要求，在特殊情况下，可以提供额外的技术资料（例如：与国家规定的参比制剂的生物等效性）。

4　根据本程序 3.2 部分的定义，管理信息、商标的名称、申请人/认证持有人的姓名（假如申请人是代理，有权代表 WHO 认证持有人）、产品信息的格式、产品信息的细节层次、内包装和外包装的标签及产品信息的语言等方面的差异并不认为是本质的差别。

5　如果国家注册申请人与 WHO 认证持有人不同，则 WHO 认证持有人或其法定代表人必须提供授权。

姓名＿＿＿＿＿＿＿＿＿＿＿＿

职务＿＿＿＿＿＿＿＿＿＿＿＿

地点＿＿＿＿＿＿＿＿＿＿＿＿

日期（日/月/年）＿＿＿＿＿＿＿＿＿＿＿

授权信模板

（如果申请人不是 WHO 认证持有人，请提供。请提供一封单独的信函给每一个相关的 NMRA，并提供一份副本给 WHO/PQP）。

该信函用于确认＿＿＿＿＿＿（申请人姓名）根据 WHO 认证产品加快注册的 WHO 合作程序寻求认证产品＿＿＿＿＿＿（WHO/PQ 编号）在＿＿＿＿＿＿（国别）的注册，是代理人，或者根据来自＿＿＿＿＿＿（WHO 认证持有人姓名）的授权和＿＿＿＿＿＿（WHO 认证持有人姓名）的同意在相关国家按照程序进行申请。

对于＿＿＿＿＿＿＿（WHO 认证持有人姓名）：

签名＿＿＿＿＿＿＿＿＿＿＿＿

姓名＿＿＿＿＿＿＿＿＿＿＿＿

职务＿＿＿＿＿＿＿＿＿＿＿＿

日期＿＿＿＿＿＿＿＿＿＿＿＿

B 部分

NMRA 接受对一个指定的 WHO 认证药品应用本程序，并要求访问产品具体信息和文件。

如果 A 部分填写的信息发生变化，请填写下面相关字段。若下面字段是空白的，则 A 部分的资料被认为是有效的。

申请信息：

实体（申请人）名称＿＿＿＿＿＿＿＿＿＿＿＿

街道＿＿＿＿＿＿＿＿＿＿＿＿

国别和城市＿＿＿＿＿＿＿＿＿＿＿＿

电子邮箱＿＿＿＿＿＿＿＿＿＿＿＿

电话＿＿＿＿＿＿＿＿＿＿＿＿

申请日期（日/月/年，如 31/07/2011）＿＿＿＿＿＿＿＿

产品在国家系统中的名称（如果知道）＿＿＿＿＿＿

国家参考编号（如果知道）＿＿＿＿＿＿＿＿

产品信息：

原料药（INN）＿＿＿＿＿＿＿＿＿＿＿＿

剂型和规格＿＿＿＿＿＿＿＿＿＿＿＿

包装_____

生产场所，包括街道/单元

如适用_____

WHO 认证信息：

WHO 认证参考编号_____

认证日期（日/月/年）_____

WHO 认证持有人_____

请填写以下第一节或第二节：

■ 第一节

NMRA 同意根据本程序对上述产品进行评估和加快注册，按照并遵循与本程序一致的条款及 WHO/PQP 和 NMRA 之间的协议，要求访问产品的具体信息。

日期（日/月/年）_____/_____/_____。

■ 第二节

NMRA 决定不把本程序应用于上述产品的原因如下：_____

对于 NMRA

签名_____

姓名_____

职务_____

地点_____

日期（日/月/年）_____

C 部分

NMRA 提供的国家注册程序结果的通知。

产品和申请信息在上述 A 部分和 B 部分完成。

请填写以下第一节或第二节：

■ 第一节

注册已获批准，上述产品在国家药品注册处的标识如下：

产品名称_____

国家注册号_____

注册日期（日/月/年）_____

产品信息（如果与 A 部分和 B 部分中指定的产品不同）_____

原料药（INN）_____

剂型和规格_____

包装_____

生产场所，包括街道/单元

如适用_____

注册持有人（如果与 A 部分和 B 部分中指定的申请人不同）_____

实体名称_____

街道_____

国别和城市_____

电子邮箱_____

电话_____

国家注册结论是否与认证结果不同[6]

_____

（是/否）

如果你对上述问题回答"是"：

偏　差	原　因

请明确注册是否遵循具体的承诺，注册是临时的或是有条件的，产品的使用是通过特定的处方限制或是需要额外的临床试验，抑或需要额外的材料：_____

■ 第二节

产品注册申请被拒绝的原因如下_____

对于 NMRA

签名_____

姓名_____

职务_____

地点_____

日期（日/月/年）_____

_____

　6　这里的偏差是指在适应证、禁忌证、剂量、特别警告和使用注意事项、药物不良反应、贮存条件及货架期等方面存在的偏差。商标的名称、申请人/认证持有人的姓名、产品信息的格式、产品信息的细节层次、内包装和外包装的标签及产品信息的语言等方面的差异并不认为与认证结论存在偏差。

附件4 关于根据本程序注册的产品在注册后采取措施的报告

■ 国家注册变更造成国家注册条件与 WHO/PQP 认证结论不一致

■ 产品注册的撤销或暂停

产品信息：

产品在国家系统中的名称＿＿＿＿＿＿＿＿＿＿＿＿＿

国家注册号＿＿＿＿＿＿＿＿＿＿＿＿

注册日期（日/月/年）＿＿＿＿＿＿＿＿＿＿＿＿＿

WHO 认证信息：

WHO 认证参考编号＿＿＿＿＿＿＿＿＿＿＿＿

认证日期（日/月/年）＿＿＿＿＿＿＿＿＿＿＿＿＿

WHO 认证持有人＿＿＿＿＿＿＿＿＿＿＿＿

■ 国家变更程序造成的国家注册产品不再与 WHO 认证产品相同[1]。

偏 差[2]	原 因

■ WHO/PQP 通知 NMRA 的变更没有被国家注册产品的变更所遵循，因而，国家注册产品不再与 WHO 认证产品相同[3]。

---

1 在本程序范围内，相同药品的特点是具有相同的产品档案，相同的生产链、工艺和物料控制，相同原料药（API）和制剂（FPP）的质量标准及相同的产品信息的基本要素。进一步的信息见本程序 3.2 部分。

2 这里的偏差是指在适应证、禁忌证、剂量、特别警告和使用注意事项、药物不良反应、贮存条件及货架期等方面存在的偏差。商标的名称、申请人/认证持有人的姓名、产品信息的格式、产品信息的细节层次、内包装和外包装的标签及产品信息的语言等方面的差异并不认为与认证结论存在偏差。

3 见注1。

偏　差[4]	原　因

■ 产品被撤销注册或产品注册被暂停。

撤销注册（是/否）＿＿＿＿＿＿＿＿＿＿＿＿

注册暂停（是/否）＿＿＿＿＿＿＿＿＿＿＿＿

生效日期（日/月/年）＿＿＿＿＿＿/＿＿＿＿＿＿/＿＿＿＿＿

原因＿＿＿＿＿＿＿＿＿＿＿＿＿＿

对于 NMRA

签名＿＿＿＿＿＿＿＿＿＿＿＿＿＿

姓名＿＿＿＿＿＿＿＿＿＿＿＿＿＿

职务＿＿＿＿＿＿＿＿＿＿＿＿＿＿

地点＿＿＿＿＿＿＿＿＿＿＿＿＿＿

日期（日/月/年）＿＿＿＿＿＿＿＿＿＿＿＿＿

---

[4]　见注2。